Mente Magra, Corpo Magro

CB130835

Universo dos Livros Editora Ltda.
Rua do Bosque, 1589 • 6º andar • Bloco 2 • Conj. 603/606
Barra Funda • CEP 01136-001 • São Paulo • SP
Telefone/Fax: (11) 3392-3336
www.universodoslivros.com.br
e-mail: editor@universodoslivros.com.br
Siga-nos no Twitter: @univdoslivros

Melinda Boyd, MPH e
Dra. Michele Noonan

Mente Magra, Corpo Magro

São Paulo
2014

UNIVERSO DOS LIVROS

Copyright © 2013 by F+W Media, Inc.
All rights reserved.

Contains material adapted and abridged from *365 Ways to Boost your Metabolism*, by Rachel Laferriere, MS, RD, copyright © 2010 by F+W Media, Inc., ISBN 10: 1-4405-0213-7, ISBN 13: 978-1-4405-0213-2; and *Train Your Brain to Get Rich* by Teresa Aubele, PhD, Douglas K. Freeman, JD, LLM, Lee Hauser, PhD and Susan Reynolds, copyright © 2011 by F+W Media, Inc. ISBN 10: 1-4405-2808-X, ISBN 13: 978-1-4405-2808-8

© 2014 by Universo dos Livros
Todos os direitos reservados e protegidos pela Lei 9.610 de 19/02/1998.

Nenhuma parte deste livro, sem autorização prévia por escrito da editora, poderá ser reproduzida ou transmitida sejam quais forem os meios empregados: eletrônicos, mecânicos, fotográficos, gravação ou quaisquer outros.

Diretor editorial
Luis Matos

Editora-chefe
Marcia Batista

Assistentes editoriais
Cássio Yamamura
Nathália Fernandes
Raíça Augusto

Tradução
Larissa Wostog Ono

Preparação
Leonardo Ortiz

Revisão
Paula Fazzio

Arte
Francine C. Silva
Valdinei Gomes

Capa
Fábio Dias

1ª edição - 2014

Dados Internacionais de Catalogação na Publicação (CIP)
Angélica Ilacqua CRB-8/7057

B784m Boyd, Melinda
Mente magra, corpo magro : programa revolucionário para emagrecer naturalmente / Melinda Boyd, Michele Noonan; tradução de Larissa Wostog Ono. -- São Paulo : Universo dos Livros, 2014.
264 p.

ISBN: 978-85-7930-695-2
Título original: Train your brain to get thin

1. Saúde 2. Bem estar 3. Dieta de emagrecimento 4. Neurociência
I. Título II. Noona, Michele III. Ono, Larissa Wostog

14-0062 CDD 613.25

SUMÁRIO

INTRODUÇÃO

"Nossas maiores batalhas são aquelas que travamos com nossas próprias mentes."

Jameson Frank

Jameson Frank tinha razão: nossa batalha para emagrecer se inicia em nossa mente. Se você passou anos lutando para manter o peso, iniciando e abandonando dietas e nunca obtendo os resultados desejados a longo prazo, *Mente magra, corpo magro* é justamente o livro que você precisa para obter o conhecimento e a confiança necessários para tomar o caminho certo rumo a um novo você, magro e saudável.

O cérebro humano permaneceu como um mistério durante anos, mas avanços recentes têm possibilitado uma melhor compreensão de sua complexidade. Sabe-se, por exemplo, que entender as funções primordiais do cérebro permite que uma pessoa tenha um controle maior sobre o próprio destino. Aliás, o cérebro pode se modificar de maneiras positivas para atingir com mais precisão os resultados almejados – entre eles, o de eliminar o indesejado excesso de gordura corporal. O cérebro está sempre se modificando –exatamente como a forma de seu corpo –, então por que não aproveitar o poder de sua mente para ajudá-lo a liberar alguns quilos e mantê-los longe de uma vez por todas?

Mente magra, corpo magro combina os recentes avanços da neurociência com os princípios da perda de peso para ensiná-lo a:

- *Compreender os complicados mecanismos de seu cérebro* – como ele funciona a seu favor e também contra você em sua batalha para emagrecer.

- *Eliminar mais peso* por meio do fortalecimento da região pensante e analítica do cérebro, de modo que você consiga identificar as antigas armadilhas da perda de peso e aprenda a se alimentar e viver corretamente para manter-se em forma.
- *Permanecer no caminho certo para obter uma aparência saudável e um corpo em forma*, queimando hábitos prejudiciais que provocam raciocínios falhos.
- *Superar reveses relacionados à perda de peso*, sem se deixar levar pela reação de "luta ou fuga" de seu cérebro.
- *Realizar mudanças permanentes para beneficiar sua saúde e promover a perda de peso*, tirando vantagem plena de seu cérebro ao estabelecer metas.
- *Atingir os objetivos desejados quanto à perda de peso*, fortalecendo a habilidade do cérebro de desligar-se das distrações e permanecer concentrado na tarefa em curso.

Todas essas ferramentas e outros recursos o ajudarão a treinar seu cérebro para manter seu peso sob controle. Se você deseja usar seu recurso mais valioso para controlar sua aparência e bem-estar, não perca mais nem um minuto... Seu corpo magro e saudável o aguarda!

CAPÍTULO 1

O QUE É SER MAGRO?

É fácil fechar os olhos e se imaginar magro. Talvez essa fosse a sua aparência há alguns anos. Possivelmente, é com esta aparência que você sempre esperou que seu corpo estivesse, com um pouco menos de peso. Esta é a imagem que você deseja apresentar aos outros. Porém, ser magro é mais do que isso: empregamos a palavra "magro" porque soa bem, porque pensamos que é algo positivo. Neste livro, a palavra "magro" é usada para descrever um peso em que você não apenas se mantém saudável, mas também se sente bem em relação a si mesmo. Isso não significa ser magérrimo – o que é tão prejudicial quanto a obesidade – e tampouco significa forçar seu corpo a atingir o peso de quando você estava no ensino médio ou na faculdade. O importante é não se concentrar em atingir um peso irreal. Compreender que mente magra significa não se influenciar por imagens de celebridades. Significa aceitar quem você é e compreender que cada um possui um corpo diferente. Você tem de trabalhar com o que tem, e não contra o que você tem, e buscar o peso correto para você: aquele que reduz o risco de doenças e que o faz se sentir confortável. Ter uma percepção irreal do que significa "ser magro" irá lhe prejudicar em sua busca para eliminar aqueles quilos indesejados.

Você pode não ter consciência disso, mas muito do que sabe a respeito de peso, perda de peso e noções de dieta já está enraizado em seu cérebro. Esse conhecimento originou-se da aparência de seus pais e do que eles fizeram no decorrer dos anos para perder, ganhar ou manter o peso. Para treinar seu cérebro para emagrecer, você precisa saber quais informações estão retidas em sua memória. O modo como seu cérebro compreende hábitos de dieta pode ter mais efeitos do que parece.

Neste capítulo, você aprenderá como olhar profundamente em seu cérebro para verificar o quanto ele sabe (ou não) sobre nutrição e estilos de vida saudáveis. Discutiremos o conceito de perda de peso em um nível básico, como seu cérebro compreende isso e como a sua habilidade para emagrecer pode estar sendo afetada, sem que você perceba isso, pelas ideias que você possivelmente tem sobre perda de peso. Agora, antes de pular diretamente para esse aprendizado, vamos passar alguns minutos avaliando sua necessidade de treinar seu cérebro para emagrecer.

Por que você precisa treinar seu cérebro para emagrecer

É provável que você não esteja 100% confortável com seu peso e não esteja levando um estilo de vida saudável. Se esse for o seu caso, provavelmente você não está usando a capacidade máxima de seu cérebro para ajudá-lo a perder peso e manter os quilos a mais longe de você. Vamos começar determinando o quanto você pesa na balança de emagrecimento.

"Como estou me saindo na manutenção de meu peso?"

1. Quando se tratava de comida, meus pais:

A. Ensinaram-me a gostar de uma variedade de alimentos, especialmente frutas e verduras.

B. Geralmente davam um bom exemplo, mas não falavam muito sobre alimentos e saúde.

C. Preparavam algumas refeições em casa, mas não ensinaram nada sobre tamanhos de porções quando comíamos fora.

D. Alimentavam-me com qualquer coisa, sem prestar atenção ao que havia na refeição.

2. Em matéria de manutenção de peso, meus pais:
A. Compartilhavam a importância de uma dieta saudável para controlar o peso.
B. Passaram por fases em que tiveram de mudar sua dieta para corresponder a uma conduta saudável.
C. Geralmente seguiam a dieta da moda.
D. Não expressavam preocupação quanto a manter seus pesos.

3. Em relação a meus hábitos quanto à perda de peso, no passado:
A. Tentei escolher alimentos saudáveis e exercitar-me quando tinha tempo.
B. Tentei fazer mudanças permanentes em minha dieta, mas nunca duraram.
C. Tentei o que todo mundo estava tentando e até perdi um pouco de peso, mas sempre voltava ao peso inicial.
D. Fui pulando de uma dieta da moda a outra.

4. Quando decido que quero perder peso, eu:
A. Estabeleço um plano e me mantenho focado.
B. Penso em como posso mudar os hábitos alimentares, mas geralmente me esqueço dos exercícios.
C. Penso em qual recompensa quero dar a mim mesmo quando perder peso.
D. Pulo refeições.

5. Quando se trata de fazer escolhas alimentares, eu:
A. Penso nos benefícios que os alimentos podem proporcionar.
B. Rendo-me a meus desejos, mas tento equilibrar a dieta durante o dia com alimentos que sei que são saudáveis.

C. Apego-me ao que é conveniente ou disponível.
D. Priorizo o sabor antes de todo o resto.

6. Quando tomo uma decisão sobre um alimento, eu:
A. Pesquiso, atentando-me à informação nutricional e aos ingredientes.
B. Verifico os rótulos para me certificar de que sei o quanto há de nutrientes na porção desse alimento.
C. Espio se há informações nutricionais, mas, se não estiverem prontamente disponíveis, como o alimento mesmo assim.
D. Não penso muito no que o alimento contém, qual é a sua porção recomendada ou em quantas calorias ele tem.

7. Eu sei ______ sobre nutrição:
A. Muito.
B. Um pouco, mas não o suficiente.
C. Muito pouco.
D. Não muito.

8. Tudo o que sei sobre perda de peso vem:
A. De pesquisas em uma variedade de fontes confiáveis sobre perda de peso e informações nutricionais.
B. De uma combinação de pesquisas sobre alimentação saudável e livros sobre as dietas mais recentes.
C. Das diferentes dietas que tentei com o passar dos anos.
D. Do que amigos me disseram ou do que li em revistas, livros e na internet.

Respostas

Se escolheu mais alternativas A, você tem uma relação positiva e forte com os alimentos e também compreende o que é perder peso, dois elementos importantes que podem ser usados como ponto de partida, mas você também poderia utilizá-los como incentivo para sair da rotina. Seu cérebro está bem preparado para o treinamento e reagirá de maneira favorável às dicas oferecidas no decorrer deste livro. Em pouco tempo, você estará no caminho para emagrecer – e ser feliz.

Se escolheu mais alternativas B, seu estilo de vida saudável e seu conhecimento sobre perda de peso apresentam alguns elementos básicos, mas definitivamente é preciso melhorar. Com um pouco de trabalho, você pode aprimorar o que você já sabe sobre perda de peso, aprender estratégias que ajudarão seu cérebro a trabalhar mais ativamente a fim de reduzir seu peso. Este livro é repleto de ótimas ideias que poderão auxiliá-lo a redefinir seus padrões de pensamento e fazê-lo alcançar o corpo de seus sonhos.

Se escolheu mais alternativas C, ainda pode haver muito trabalho a ser feito, mas você é ávido por aprender e está preparado para realizar mudanças. Com alguns ajustes finos, seu cérebro logo o ajudará a ter um corpo bonito e saudável.

Se escolheu mais alternativas D, seu cérebro tem muito o que fazer. Você simplesmente não recebeu o conhecimento necessário para mantê-lo em um peso saudável ou para ajudá-lo a chegar a esse peso. Mas não se preocupe, pois nunca é tarde demais. Modificar sua abordagem para perder peso não será tão difícil quanto você pensa. Você pode ativar seu cérebro e fazê-lo funcionar imediatamente.

Por que seu cérebro está fazendo de tudo para ser pego?

Graças a milhões de anos de evolução, tornamo-nos seres muito inteligentes. Quando se trata de manutenção de peso, contudo, somos influenciados por mecanismos corporais destinados à sobrevivência em períodos de fome. Isso significa guardar o excesso de peso, de modo que tenhamos uma reserva de energia caso haja um período de escassez de alimentos. O único problema é que as coisas não acontecem mais da mesma maneira que nos tempos primitivos. Desenvolvemos fontes confiáveis de alimentos que nos fornecem um suprimento de comida muito diferente daquele de nossos ancestrais. Infelizmente, seu cérebro ainda é influenciado pelos pensamentos ancestrais, e pode interpretar períodos sem comida (como quando você pula refeições) como períodos de fome. Como resultado dessa fome, seu cérebro retardará seu metabolismo para ajudá-lo a estocar energia para o futuro. A sociedade evoluiu, mas o cérebro humano ainda precisa se superar em alguns aspectos.

AS FALHAS DE SEU CÉREBRO

Seu cérebro é excelente em alguns aspectos, tais como reconhecer padrões simples ou até proporcionar reações emocionais num piscar de olhos, mas é deficiente em outras tarefas. Para o cérebro, é difícil entender as complexas escolhas alimentares e processar rapidamente tudo o que deve ser levado em conta quando fazemos nossas escolhas sem antes refletir sobre elas, o que ocorre com muitas pessoas que não planejam suas refeições com antecedência. O cérebro recebe sinais enviados pelo estômago, em resposta à necessidade de comer; mas há ainda um componente extra, que faz o cérebro captar a mensagem de que nós *queremos* comer em vez de simplesmente receber a mensagem quando a *necessidade* de comer aparece.

Felizmente, estamos na fronteira da exploração do novo cérebro, o que nos oferece algumas percepções verdadeiramente animadoras em relação ao funcionamento interno da mente, para que possamos tirar proveito máximo do potencial de nosso cérebro. Graças a novas descobertas da neurociência, todos nós somos capazes de compreender muito mais sobre o funcionamento dessa estrutura maravilhosamente complexa, e descobrir o que podemos fazer para auxiliá-la a se desenvolver em todos os aspectos de nossas vidas – inclusive na administração de nosso peso.

No decorrer deste livro, você encontrará muitas ideias, dicas e percepções que lhe ajudarão a progredir rapidamente em sua batalha pelo emagrecimento. Mas antes você precisa determinar o que significa ser magro para você.

O que ser magro significa para você?

Seus pensamentos imediatos podem se voltar a um número específico na balança, mas, na verdade, é mais do que isso. É apenas seu peso enquanto você vê esse número na balança diariamente, semanalmente ou apenas quando visita o médico, porém este não é o quadro inteiro. À medida que ler os capítulos deste livro, você será capaz de aproveitar melhor o poder de seu cérebro para aprimorar sua compreensão de *magro* e, assim, obter felicidade em todos os aspectos de sua vida.

Por que o número na balança por si só não motiva seu cérebro?

Seu peso, por si só, não configura uma necessidade básica de sobrevivência, diferente de alimentos ou água. É apenas um número na balança que pode mudar todos os dias – até a cada hora –, mas o que para nós *significa* esse número é o que vale. É por isso que seu peso é chamado de "reforçador secundário", pois, enquanto pode ser usado para classificar sua condição física ou mostrar se você está na medida desejada, ele não representa exatamente uma recompensa primária. Quando você olha para a balança, seu pensamento cria uma sucessão de informações, que talvez seja parecida com esta:

Peso na balança (reforçador secundário) → caber em roupas com numeração menor (reforçador secundário) → atrair um parceiro compatível (reforçador secundário) → apaixonar-se (reforçador secundário) → gerar descendentes (recompensa primária).

Portanto, o número na balança desempenha uma função baseada em como você encara seu peso e em como ele poderia ajudá-lo em outros aspetos de sua vida. O problema é que o número na balança não retrata o quadro inteiro, ou seja, é melhor considerá-lo apenas uma medida de magreza e prestar atenção em outros marcadores, por exemplo, o nível de energia e o conforto das roupas. Seja seu IMC (Índice de Massa Corpórea) ou o número do manequim, parece haver sempre um número marcando presença em sua batalha pela magreza. Seu cérebro pode, infelizmente, encontrar dificuldades quando se trata de parâmetros subjetivos. Por exemplo, se você tivesse um grande sonho repleto de reforçadores diversos, seu cérebro poderia acabar tão sobrecarregado que passaria a usar as emoções em vez da lógica para decidir qual reforçador priorizar. Descobrir o que está na raiz de seus desejos e repartir os sonhos em objetivos menores e, portanto, mais alcançáveis, ajudará seu cérebro lógico a trabalhar com você para atingir tais metas.

O que o termo magro significa para você?

Talvez você já tenha ouvido falar em Índice de Massa Corpórea. É um método que médicos e outros clínicos utilizam para determinar a condição de seu peso. Embora haja algumas falhas nesse procedimento – por exemplo, ele não diferencia massa muscular magra e gordura corporal –, ele ainda é comumente empregado e serve para avaliar a relação entre altura e o peso (e também comparar um ao outro), a fim de determinar seu risco de desenvolver doenças crônicas relacionadas ao excesso de peso, como diabetes e doenças cardiovasculares. É importante mencionar isso, pois você pode ouvir este termo de tempos em tempos, seja de seu médico ou da mídia.

Seu peso *magro* ideal geralmente estará no limiar entre o peso saudável, o que significa um peso menor do que o nível determinado para a condição de sobrepeso, e a categoria de peso inferior ao normal (é o que chamamos de "magricelo", porém observe que também há riscos de saúde associados a essa condição). Há um grande intervalo que lhe permite encontrar um peso confortável e *magro*, o qual o ajudará a encontrar a magreza que funciona para você. Existem outras maneiras de estabelecer onde seu peso saudável deveria estar, mas, com o objetivo de treinar seu cérebro para emagrecer, você deseja que seu peso *magro* seja aquele ideal para reduzir riscos de saúde e que, ao mesmo tempo, também seja um peso que seu cérebro compreenda como de boa aparência.

Portanto, reserve um minuto para realmente pensar o que a palavra *magro* significa para você. Esqueça os números na balança, assim como os tamanhos das roupas. Você deve saber em que ponto se sente melhor, por dentro e por fora. Definir exatamente o que é magreza para você e como você valoriza isso será importante para seu processo de perda de peso.

DE ONDE VOCÊ OBTEVE SUAS IDEIAS SOBRE IMAGEM CORPORAL E PESO?

Para compreender por que você deseja ser magro ou o que isso significa para você, é importante pensar de onde vieram suas ideias em relação a ser magro, primeiramente. Elas se originaram de seus pais? Seu conceito de magro tem origem em revistas e filmes? Você determina o significado de magreza tomando por base outros membros de seu grupo social? Onde você desenvolveu suas ideias sobre o que é magreza, ou sobre como ela é registrada na balança, depende de fatores externos, e isso tem impacto em como você enxerga a si mesmo e aonde quer chegar, estando consciente de seu peso.

Considere os tipos de mensagens que você pode ter recebido enquanto crescia. Você já ouviu a palavra "magrelo" e pensou nisso como um conceito positivo de peso ou forma física? Seus pais lhe disseram que apenas as pessoas "magrelas" são bem-sucedidas e atraentes? Seus amigos já falaram que somente pessoas "magrelas" são bonitas e encontrarão o par perfeito? Muitas vezes igualamos "magricelo" a magro, mas é importante pensar além dessas palavras. Pense em "magrelo" como o extremo oposto de "obeso" e considere "magro" uma palavra mais saudável para empregar em relação à imagem do corpo e como você compreende uma forma corporal esbelta.

Examine as mensagens que você recebeu enquanto crescia e os efeitos que elas provocaram em você. Desafie essas ideias sobre a aparência de alguém, de modo que possa tomar decisões diferentes sobre seu próprio objetivo quanto a seu peso saudável, comparando como você pode ter almejado no passado. Por exemplo, se você estiver tentando entrar em um jeans tamanho mínimo é porque você deseja ser "raquítico" - talvez alguém tenha lhe dito durante a infância que essa era a aparência que se desejava ter –, leve em consideração se este é o tipo corporal que você deveria ter e se chegar a esse peso é saudável ou pelo menos realista. Obrigar-se a uma imagem de magreza que simplesmente não tem a ver com você pode estar lhe impedindo de ser feliz, com um peso *magro* saudável e realista.

A seguir, complete as lacunas das afirmativas para saber se suas ideias (conscientes ou inconscientes) sobre peso e imagem corporal estão lhe retraindo.

1. Pessoas magras são assim, pois ______________________
____

2. Pessoas magras são magras porque ________________
____

3. Pessoas magras são capazes de ____________________
____

4. A relação entre peso e felicidade é ________________
____

5. Eu sempre pesarei _____________________________
____

6. Eu poderia pesar ______________________________
____

7. Com meu peso corporal atual, eu não mereço _________
____

8. Os pais influenciam o peso de seus filhos ___________
____

9. Nunca dependa de seu peso para __________________
____

10. Tenho medo de tentar e atingir um peso saudável, pois
____

Observe que as questões de 6 a 10 refletem crenças limitadoras, as quais o restringem ou o reprimem de alguma forma, tomando por base a condição de seu peso. À medida que progredir neste livro, você aprenderá como esses padrões de pensamento negativos podem interferir de modo significativo em seu objetivo de alcançar seu peso saudável e mantê-lo.

VOCÊ TEM O NECESSÁRIO PARA SER MAGRO?

Todos têm o necessário para ser magro, mas, para algumas pessoas, isso vem de modo natural. Para alguns, é necessário mais trabalho e, para outros, é uma tarefa *realmente* árdua. Tudo isso tem a ver com diferenças no corpo humano, mas isso é considerado apenas uma parte do sucesso ou do fracasso com relação à manutenção do peso saudável. O restante está associado a comportamentos e estilos de vida, os quais, por sua vez, estão associados a seu cérebro. Não restam dúvidas de que saber sobre nutrição, sobre o que comer ou não comer e sobre como buscar um equilíbrio é importante, mas como aplicar esse conhecimento e realizar mudanças no estilo de vida dependerá do treinamento que você aprenderá neste livro. Aqueles que obtiveram êxito quanto à perda de peso fizeram mudanças em suas rotinas de dieta e exercício, em vez de ajustes drásticos e de curta duração para emagrecer. E então, você tem o necessário para reajustar seu cérebro a manter aquelas mudanças no estilo de vida e conseguir seu corpo esbelto de uma vez por todas? Continue a ler e descubra.

Se você quiser emagrecer, esteja feliz!

Muitas pessoas pensam que estar em um determinado peso ou caber em certo tamanho de roupa fará com que elas sejam felizes, o que não significa que todas as pessoas magras sejam necessariamente felizes. Psicólogos e pesquisadores, de modo semelhante, comprovaram várias vezes que manter uma postura positiva e estar feliz gera resultados melhores, mais autoconfiança, mais energia e, claro, mais capacidade intelectual. Essa combinação alcançável melhora muito sua capacidade de chegar ao peso que você almeja e nele permanecer. Na verdade, quando seu cérebro encontra-se otimista e positivo, ele funciona em um nível muito mais eficiente do que quando tem sentimentos negativos ou pensamentos-padrão.

FOCO NA FELICIDADE

Pesquisas sugerem que a felicidade pode influenciar em sua escolha por um estilo de vida saudável e pode até ajudar seu cérebro a reforçar comportamentos regulados por emoções positivas, em vez de priorizar aqueles controlados por emoções negativas, como medo, insegurança ou solidão. A felicidade mantém tanto seu cérebro como seu corpo mais saudáveis ao reduzir níveis de hormônios de estresse e inflamações. Além de se sentir mais relaxado e contente, há muitos outros motivos pelos quais ser feliz faz a diferença, especialmente quando se trata da saúde de seu cérebro. Sua felicidade pode:

- Incentivar o desenvolvimento de sinapses.
- Aumentar a eficiência mental.
- Ampliar sua habilidade de raciocínio e análise.
- Afetar a percepção do que o rodeia.
- Melhorar sua atenção.

Isso o ajuda a perceber por que a felicidade é tão importante. Padrões de pensamentos felizes resultam em pensamentos mais felizes. Quando se está feliz, você consegue controlar melhor a tomada de decisões e sente-se mais confiante com relação a comportamentos saudáveis que influenciam o peso.

Um estudo descobriu que pessoas que anotavam três coisas muito específicas que realmente as faziam felizes, todos os dias durante uma semana, de fato eram mais felizes do que as pessoas que não tinham esse hábito. Curiosamente, isso continuou a ser a tendência após um, três, seis meses de acompanhamento, e, acredite ou não, até algum tempo depois de o estudo ter sido concluído. Os pesquisadores acreditam que as pessoas que se concentravam nas três coisas específicas que as faziam feliz condicionaram seus cérebros a buscar outras coisas que também resultassem em felicidade. Agora que você conhece esse pequeno truque, aplique-o em sua própria busca pela magreza, buscando três coisas que lhe fazem feliz diariamente.

A magreza é seu destino?

Neste momento, sabe-se que o ser humano é a única espécie que tem consciência de seu próprio cérebro, e também é a única que sabe que o corpo pode se adaptar conforme a necessidade – o que significa que você pode, sem dúvida, treinar seu cérebro para obter êxito, alcançar objetivos de vida, tornar-se uma pessoa melhor, ter o corpo que deseja, ser saudável, sentir-se estimulado a aproveitar a vida ao máximo e assim por diante. Isso exige que você se concentre, dedique-se, torne-se responsável por seus atos e seja persistente. Soa complicado, mas você *conseguirá* treinar seu cérebro para emagrecer.

Nós lhe forneceremos ações específicas que você poderá adotar para potencializar sua capacidade intelectual, por meio de ajustes precisos para que seu cérebro funcione melhor. Você conseguirá equilibrar suas emoções com seu lado racional ao tomar decisões, além disso, você será capaz de estimular seu cérebro a se desenvolver e expandir, ao mesmo tempo que trabalha para reduzir definitivamente aqueles quilos extras. Por hora, aqui vão as más notícias e, é óbvio, as boas notícias, sobre ensinar seu cérebro a transformar seu corpo:

AS MÁS NOTÍCIAS:

- A evolução de seu cérebro ocorreu de modo lento, então, como resultado, ele ainda se volta a reações primitivas e naturais, o que pode frustrar, com o passar do tempo, seus melhores esforços ao estabelecer hábitos saudáveis.
- Seu cérebro já está conectado para reagir de modo rápido e instintivo quando sente medo. A reflexão, infelizmente, vem depois, muito depois de o pânico se estabelecer.
- A menos que você desafie seu cérebro de tempos em tempos, ele se acomodará em hábitos e rotinas neuronais.
- Seu cérebro se degenerará: sinapses inativas sofrerão decomposição e nenhuma nova se formará, exceto se você desafiar sua mente.
- A química de seu cérebro pode gerar comportamentos desequilibrados.
- Drogas e álcool podem ter um impacto violento em suas funções cerebrais.
- Seu cérebro perde certa potência com o processo de envelhecimento (no entanto, ganha novas habilidades).

AS BOAS NOTÍCIAS:

- Seu cérebro está aqui para servi-lo.
- Até um cérebro lesionado tem a capacidade de se regenerar.
- Seu cérebro criará novas sinapses quando atividades adicionais precisarem delas.
- Quando necessário, seu cérebro intensificará e fortalecerá caminhos neurais já estabelecidos.
- Seu cérebro pode ser reconfigurado, utilizando regiões atípicas para executar tarefas necessárias.
- Você pode fazer coisas para intensificar a química do cérebro; porém, se necessário, você pode fazer uso de re-

médios para melhorar as funções cerebrais e auxiliar sua reatividade emocional.

- Seu cérebro pode aprender com sua mente a reprimir o medo.
- Você pode treinar seu cérebro para fazer muitas coisas, como concentrar-se e aprender novas habilidades.
- Você pode aprender coisas que ajudarão seu cérebro a continuar ágil e saudável.
- Cérebros mais velhos se tornarão cérebros mais sábios, portanto nunca é tarde demais para ensinar novos truques a ele.

Está começando a soar muito bem, não é? Isso está acontecendo porque há muitas ações que você pode adotar para treinar seu cérebro com o objetivo de emagrecer. Neste livro, discutiremos as muitas formas com as quais você pode trabalhar diariamente para ficar magro, mas, em primeiro lugar, você precisará conhecer o básico sobre seu cérebro e como ele funciona. Continue essa leitura e dê o primeiro passo em sua expedição rumo a uma vida mais magra!

CAPÍTULO 2

AS ATIVIDADES INTERNAS DE SEU CÉREBRO

Princípio: seu esplêndido cérebro está às suas ordens

Sem a menor dúvida, o cérebro é o órgão mais complexo de seu corpo. Suas capacidades incluem processar, à velocidade da luz, diversas modalidades de informações sensoriais, além de controlar órgãos, movimentos e pensamentos conscientes. É possível colocar essa central elétrica para funcionar a seu favor todos os dias enquanto corta os quilos e desenvolve um estilo de vida mais saudável.

Seu cérebro extremamente complexo:

- é responsável por monitorar e controlar todas as funções corporais, tais como respiração, batimentos cardíacos, circulação sanguínea e até digestão.
- controla suas reações a qualquer tipo de dor ou pressão.
- direciona todos os movimentos de seus músculos.
- conhece e executa todos os seus vários humores.
- monitora a complicada tarefa de administrar suas lembranças.
- conecta lembranças a pensamentos para formar associações complexas.
- executa o pensamento abstrato.
- é responsável por criar e integrar sua identidade.

Incrível, não? Isso foi apenas um resumo de algumas das tarefas incríveis que seu cérebro é capaz de realizar todos os dias.

Exatamente como qualquer outro órgão, todas as regiões de seu cérebro – pequenas ou grandes – são importantes para mantê-lo funcionando da melhor forma possível. Compreender como essas partes trabalham juntas para alcançar um cérebro saudável, que funciona plenamente de modo regenerativo e expansível, dará a você o poder de utilizá-lo de um maneira extremamente eficiente, transformando-o em uma máqµina eficaz que lhe deixará mais saudável, feliz e magro. Caso encontre dificuldade em compreender todos os detalhes na primeira vez em que ler este capítulo, não desista. Quanto maior a compreensão, maior a capacidade de personificar o treino de uma mente magra!

Você sabe tudo sobre seu cérebro?

Então, quanto você realmente sabe sobre seu cérebro? Bem, antes de partirmos para uma visita guiada aos componentes complexos de nosso cérebro, reserve um momentinho para responder a este questionário de verdadeiro ou falso para verificar se você é um sabe-tudo.

"Quanto conheço meu cérebro?"

Assinale verdadeiro (V) ou falso (F) nas frases a seguir:

1. Nos últimos 200 mil anos, o cérebro humano se desenvolveu de modo significativo.

( ) V ( ) F

2. Desde o nascimento, o cérebro já está completamente formado e sem a capacidade de mudar muito desde então.

( ) V ( ) F

3. Há 500 milhões de neurônios no cérebro humano.

( ) V ( ) F

4. Nos gânglios basais, encontraram-se pelo menos 50% dos neurônios presentes em seu cérebro.
( ) V ( ) F

5. O sistema límbico é a região do cérebro mais recentemente desenvolvida.
( ) V ( ) F

6. O cerebelo é conhecido como o diretor do cérebro.
( ) V ( ) F

Respostas

1. **F:** Visto que o cérebro humano não sofreu modificações significativas durante os últimos 200 mil anos, o cérebro instintivo (ou reativo) geralmente exerce uma função superior em relação ao córtex pré-frontal, o qual corresponde ao cérebro pensante (ou racional).
2. **F:** Embora essa fosse uma crença científica comum durante anos, recentemente foi descoberto que o cérebro é capaz de se modificar durante toda a vida.
3. **F:** Muito mais de 500 milhões. O cérebro mediano é formado por mais de 86 bilhões de neurônios, além de bilhões de células "de apoio".
4. **F:** É o cerebelo, geralmente referido como seu "pequeno cérebro", que contém cerca de 50% dos neurônios de seu cérebro. No cérebro mediano, há 69 bilhões de neurônios cerebelares.
5. **F:** O lobo frontal é a região de seu cérebro que se desenvolveu mais recentemente. Essa é a parte que realmente o torna humano, pois permite o pensamento consciente, o planejamento e o controle do impulso.

6. **F:** Uma região do lobo frontal, chamada córtex pré-frontal (PFC, na sigla em inglês), é conhecida como o diretor de seu cérebro. O PFC integra informações sensoriais com a tomada de decisão e de ação.

A sinapse

Todos os neurônios apresentam um corpo central que contém o núcleo ou centro de controle. Conectada à parte superior do corpo central, cada neurônio tem uma conexão de ramos chamada dendritos, que forma uma "árvore" dendrítica complexa. Na parte inferior do corpo central, cada neurônio apresenta uma projeção única e extensa chamada axônio, a qual se comunica com outros neurônios. Um impulso elétrico, chamado de potencial de ação, propaga-se dos dendritos até a extremidade do axônio. O espaço entre dois neurônios que se comunicam – seja axônio a dendrito, dendrito a dendrito ou axônio a axônio – chama-se sinapse. Mensageiros químicos chamados neurotransmissores podem ser liberados por meio da sinapse e se fixar no axônio ou dendrito próximo. Esses neurotransmissores ajudam a filtrar informações e aumentam a probabilidade de o neurônio depender do potencial de ação, e das informações, de outro neurônio, ou o impede de "conversar" com outro neurônio de modo pleno. Cada neurônio pode formar de mil a 15 mil sinapses, as quais, para todos os neurônios combinados no cérebro, é uma rede extensiva de aproximadamente 100 trilhões de sinapses.

O portfólio de seu cérebro

A parte do cérebro mais básica de todas é justamente a mais importante de um cérebro saudável. Esta célula cerebral é conhecida como neurônio, com seus bilhões de células auxiliares, como as neuróglias e os astrócitos. Um cérebro mediano é composto de mais de 86 bilhões de neurônios com bilhões de células auxiliares adicionais cuja função principal é criar sinapses primordiais para o intercâmbio de informações elétricas e químicas.

Parece uma bagunça, mas esses neurônios são bem organizados e simplesmente não retransmitem as informações de modo aleatório. Seu cérebro está disposto em diferentes regiões, cada qual especializada em determinados tipos de informação – desde aquelas necessárias para a sobrevivência e para a manutenção das condições gerais de saúde do seu corpo, até as regiões mais complexas relacionadas aos seus pensamentos e emoções profundas.

AS TRÊS REGIÕES DE SEU CÉREBRO

Falando de maneira geral, há três regiões principais no cérebro, cada uma com muitas estruturas que trabalham juntas para um objetivo comum:

1. **Rombencéfalo:** área cerebral responsável por controlar funções corporais básicas nas quais não precisamos pensar para ajustá-las, mas que são fundamentais para nossa sobrevivência. Essas funções incluem respiração, batimentos cardíacos, sono, equilíbrio e deglutição. Esta região garante que todas as reações involuntárias resultantes de funções corporais normais funcionem conforme o esperado, sem que você nem saiba disso.
2. **Mesencéfalo:** localiza-se exatamente à frente do rombencéfalo e desempenha funções relacionadas ao controle das atividades motoras, da visão, da audição, da temperatura corporal, além de ajudá-lo a manter-se atento e desperto. O mesencéfalo também libera neurotransmissores responsáveis pela motivação das reações motoras básicas, tais como comer ou beber.
3. **Prosencéfalo:** é a maior região do cérebro humano. Ela se localiza sobre o mesencéfalo e abriga o córtex, o sistema límbico e os centros de retransmissão. É responsável por processar informações sensoriais, como ver e ouvir,

produzir pensamentos conscientes, formar lembranças, sentir emoções, e iniciar comportamentos baseados em decisões conscientes. O prosencéfalo, devido ao neocórtex, é conhecido como a parte "mais evoluída" do cérebro. Você provavelmente já viu essa região em diversas fotos. É aquela que lembra, de certa forma, um chapéu de cogumelo enrugado (as rugas aumentam a superfície cerebral, o que possibilita abrigar mais neurônios em seu interior, permitindo o aprendizado e o estabelecimento de novas conexões). O neocórtex tem a responsabilidade de planejar, bem como criar pensamentos abstratos e raciocinar. Essa é a parte do cérebro incumbida de perceber o mundo ao redor e de integrar a informação proveniente de diferentes sensações. O neocórtex permite que você planeje reações e pense no ato de pensar. Essa região é responsável por criar sua personalidade, por estabelecer esperanças e sonhos e pela sua habilidade em falar. O prosencéfalo também abriga o sistema límbico, o qual contém estruturas responsáveis por sensações como prazer e aversão, ou felicidade e medo. O sistema límbico é extremamente sensível a hormônios e drogas, e pode ser facilmente manipulado por informações sensoriais como visão ou olfato. Esta é a região cerebral que o faz ter vontade de comprar comida quando você assiste a um comercial na TV. O sistema límbico não apenas o ajuda a vivenciar sentimentos como também motiva comportamentos direcionados a fazer com que tais sensações ocorram novamente caso sejam positivas; ou evitadas, se negativas.

O prosencéfalo: suas quatro regiões e o que elas fazem

O prosencéfalo é uma região relativamente grande do cérebro que abriga muitas de suas principais funções. Para ajudar a classificar e a organizar o córtex, os neurocientistas dividiram o prosencéfalo em quatro lobos: frontal, temporal, parietal e occipital.

Há ainda subdivisões dentro de cada um desses lobos. Eles estão separados em metades esquerda e direita – também conhecidas como hemisférios –, pelo sulco central, o vinco principal que percorre o centro do cérebro longitudinalmente. Enquanto esses hemisférios compartilham principalmente a mesma função, são responsáveis por elas em lados opostos de seu corpo. Curiosamente, para a maioria das pessoas, o lado direito do cérebro controla o lado esquerdo do corpo, enquanto o lado esquerdo do cérebro cuida do lado direito do corpo.

Parece complicado, mas espere um pouco, pois descreveremos as funções desempenhadas por cada um desses lobos. Familiarizar-se com as várias regiões de seu cérebro de fato aumentará sua compreensão de como ele funciona de modo geral, assim como o que pode ser feito para proteger e incentivar suas funções a fim de aproveitar seu potencial para fazer você emagrecer.

LOBO FRONTAL

A área chamada de lobo frontal fica na região frontal e central do cérebro. Abrangendo cerca de 30% de seu tamanho total, essa é a maior e mais desenvolvida parte de seu cérebro. De fato, é a parte de seu cérebro que o torna humano. É responsável pela maioria das decisões tomadas e pela essência de sua personalidade, e permite ainda que você pense em si mesmo como uma pessoa. Estas funções são muito importantes, então você poderia até afirmar que esse lobo age como o diretor, acompanhando todas as tomadas de decisões e fornecendo a aprovação final para suas ações – inclusive aquelas empregadas para a perda de peso – antes de você executá-las.

CÓRTEX PRÉ-FRONTAL

Dentro do lobo frontal, à direita do prosencéfalo, está o córtex pré-frontal (PFC), o qual também é dividido em hemisférios esquerdo e direito. Você encontrará o córtex pré-frontal exatamente no meio de sua testa. Esta região é a última a se desenvolver, e esse desenvolvimento só se completa quando você se torna adulto. Os adolescentes certamente gostam de pensar que já têm o cérebro totalmente desenvolvido, mas, na verdade, o córtex pré-frontal não parou de se aprimorar ainda, e não alcançará seu ápice até depois da adolescência. Nesse processo, aparecem pequenas diferenças entre os gêneros. O córtex pré-frontal começa a terminar seu desenvolvimento cerca de um ano antes nas garotas.

O córtex pré-frontal funciona como o eixo de todas as funções cérebro-mente. Isso basicamente significa mais do que apenas regular os sinais transmitidos pelos neurônios a outras regiões do cérebro e de seu corpo. O córtex pré-frontal também permite que você tenha a consciência do que está fazendo do ponto de vista físico, e o deixa refletir sobre tais ações. Além disso, também permite o controle de reações emocionais, o que é feito por meio de conexões com seu cérebro límbico profundo, dando-lhe a capacidade de focar em tudo o que escolher e permitindo que tenha consciência de seu próprio pensamento. O córtex pré-frontal é exclusivo porque é a única parte que tem o poder de controlar suas emoções e comportamentos e o ajuda a se concentrar em quaisquer objetivos que queira seguir. Ele lhe permite assumir o comando do que deseja e de como o fará para alcançá-lo. O córtex pré-frontal apresenta diversas subdivisões destinadas a assumir tipos diferentes de tomadas de decisão. As subdivisões incluem:

1. O córtex pré-frontal ventromedial desempenha uma função importante no controle de suas emoções e na avaliação de riscos, o que significa que essa região é fundamental

para a tomada de decisões relacionadas a hábitos alimentares em resposta a estímulos emocionais. A depressão e vários estados de humor semelhantes estão associados à superalimentação, o que resulta em IMCs elevados.

2. O córtex orbitofrontal faz parte de seu córtex pré-frontal e está localizado diretamente sobre as órbitas oculares – de onde, é claro, deriva seu nome. O córtex orbitofrontal controla mais tarefas avaliativas e procura atribuir um *valor* real a elas. É responsável pela tomada de decisões quanto à escolha, entre algumas opções, daquela que seria a melhor para você. Também o ajuda a ter noção da expectativa adequada para todas as consequências (tanto boas como ruins).
3. O córtex pré-frontal medial trabalha para manter o córtex orbitofrontal e o córtex pré-frontal sob controle, fornecendo, de modo eficiente, uma dose de medo a outras regiões que podem ser ativadas. Ele pode até acabar com seus sonhos relacionados à perda de peso... se você permitir!

Uma vez que o córtex pré-frontal, em essência, controla o seu cérebro, quanto mais você estiver familiarizado com todos os departamentos dentro dele, mais provável será tomar decisões sábias e produtivas, em especial quando se trata de alimentação e exercícios. O córtex pré-frontal pode ser um recurso para tomar decisões corretas, pois age como seu árbitro emocional e lógico, em vez de se precipitar e tomar decisões baseadas no medo.

LOBO TEMPORAL

O lobo temporal situa-se embaixo de suas têmporas, em ambos os lados de sua cabeça, e exatamente atrás (e também abaixo) do córtex frontal, o que acaba separando os dois córtices temporais. Seus lobos temporais desempenham funções em alguns processos sensoriais, como a audição, além de também estarem envolvidos na fala e em sua compreensão. Em ambos os lobos temporais encontra-se uma estrutura cerebral conhecida como hipocampo, importante para o aprendizado e a memória, assim como para o controle do humor. O hipocampo é importante para a constituição de novas experiências fatuais ou emocionais. Seu lobo temporal funciona como a porta de entrada para seus pensamentos e memórias, e ajuda a decidir como eles serão armazenados em sua mente. Danos a essa região resultam em problemas em guardar lembranças.

LOBO PARIETAL

Em seguida temos o lobo parietal. As duas metades dessa região localizam-se no alto do cérebro, na área exatamente atrás do lobo frontal e embaixo dos lobos temporais. Nos lobos parietais o cérebro integra informações recebidas de sensações que incluem visão, tato, equilíbrio e audição. Eles também fornecem o senso de localização, conhecido pelos neurocientistas como *cinestesia*, ou seja, é o que permite você saber em que lugar está localizado. Isso basicamente o ajuda a se movimentar em seu dia a dia sem que se choque contra nenhuma parede.

LOBO OCCIPITAL

Os dois lobos occipitais encontram-se na nuca, localizados exatamente atrás e embaixo dos lobos parietais. Esta região controla o processamento de todas as informações visuais que entram em seu cérebro através dos olhos. Pelo fato de nós frequentemente dependermos mais de nossa visão do que de outros sentidos, esse lobo inteiro dedica-se especificamente ao processamento de todas as informações visuais. Essa função é especialmente importante quando se trata de perda de peso, pois sugestões visuais desempenham um papel fundamental na escolha do que desejamos comer, do que gostamos de comer e até de quando comer.

CEREBELO

O cerebelo, às vezes mencionado como "pequeno cérebro", localiza-se embaixo dos lobos occipitais e parietais e é uma área distinta, separada dos quatro lobos. De modo impressionante, 50% de todos os neurônios do cérebro estão nessa minúscula região. O cerebelo desempenha uma função importante no controle motor, bem como na atenção e na linguagem.

Com o cerebelo, a maioria das informações recebidas concentra-se no ajuste de suas ações ao que está acontecendo no mundo exterior e na confirmação de que você esteja coordenando seus movimentos cotidianos, desde a postura corporal durante a caminhada, o movimento dos olhos até o controle das mãos. O cerebelo coordena o processamento de muitas informações em um espaço muito limitado. Neurocientistas recentemente começaram a compreender que o cerebelo também é primordial para outros processos associados ao aprendizado, a maioria dos quais ocorre de modo inconsciente. Por exemplo, um jogador de basquete profissional fazendo dribles com a bola pela quadra usa seu cerebelo de modo semelhante a quando reage a um barulho alto e inesperado, dando um pulo como reflexo. Essas duas reações corporais provêm de padrões de ação que dependem do cerebelo, exatamente como muitas de suas reações emocionais fundamentais.

HIPOCAMPO

As memórias recentes são formadas no hipocampo. Algumas delas se transformarão em lembranças antigas se forem classificadas como importantes. Recordações de tentativas frustradas de perda de peso e de dietas que deram errado, momentos em que você se sentiu mal-humorado e desanimado, podem preencher seu hipocampo e ocasionar uma paralisia mental quando se trata de iniciar um novo plano de perda de peso. Não permita que um hipocampo hiperativo o impeça de ser bem-sucedido. Para retreinar seu cérebro, você pode preencher seu hipocampo com lembranças positivas associadas a refeições saudáveis e deliciosas feitas por você e atividades físicas prazerosas que o fizeram se sentir bem em relação a si mesmo. Durante os próximos capítulos serão fornecidas muitas ideias para você trabalhar suas lembranças armazenadas.

Estruturas cerebrais mais profundas

Muita atenção costuma ser dedicada ao neocórtex devido ao fato de ele ser um grande componente do cérebro e o responsável pelas funções com as quais você está mais familiarizado, tais como o modo com o qual você pensa em si mesmo e estabelece conexões com o mundo ao seu redor. Ele também controla a fala, a compreensão de conceitos complexos e o pensamento abstrato.

Visto que é responsável por muitas das coisas que você necessita todos os dias, você pensaria que o neocórtex ocupa o maior espaço do cérebro, no entanto ocupa apenas um terço dele. Os outros dois terços – às vezes conhecidos como regiões cerebrais "profundas", ocultas e enterradas embaixo do neocórtex – detêm o segredo para funções ainda mais importantes, como o aprendizado e a memória. Sob o neocórtex se encontra a maioria das regiões cerebrais emocionais, mais conhecidas como sistema límbico.

CÓRTEX CINGULADO ANTERIOR

O córtex cingulado anterior (ACC, na sigla em inglês) apresenta neurônios conhecidos como "células fusiformes". Essas células são únicas no mundo animal; apenas humanos, animais da família *Hominidae*, elefantes e algumas espécies de baleias as têm. Curiosamente, os humanos as apresentam em maior número em comparação com todos esses animais, e duas vezes mais do que em animais da família *Hominidae*. Células fusiformes são fundamentais para a evolução e para as funções mais importantes do cérebro humano. Elas dão suporte às informações quando estas são transmitidas da parte posterior para a parte frontal de seu cérebro. Essas células também auxiliam o foco do córtex cingulado anterior, manifestam o autocontrole e localizam erros de um conjunto de fontes, tudo ao mesmo tempo.

O córtex cingulado anterior está localizado entre a região de tomada de decisões do córtex frontal e a região emocional (ou cérebro límbico). Ele desempenha sua função em atividades emocionais, recebendo informações relacionadas a emoções, empatia e recompensa de estruturas do cérebro límbico inferior acima do córtex pré-frontal. Após o córtex pré-frontal processar a informação, depois processar sua reação, assim como um plano de ação, a informação é levada de volta pelo córtex cingulado anterior até o cérebro límbico. Pense nessa região de seu cérebro como o "solucionador de problemas", o meio-termo entre seu eu emocional e seu eu racional.

Você pode treinar seu cérebro ao aprender como melhorar as habilidades de seu córtex pré-frontal quanto ao controle de suas reações emocionais (o que você aprenderá nos capítulos 4 e 5). Quando você o fizer de modo efetivo, aumentará as conexões neuronais direcionadas para baixo, em um esforço de eliminar estados emocionais negativos ou indesejáveis provenientes das estruturas límbicas mais profundas. Realizar isso permite que seu cérebro tome decisões orientadas por objetivos, e não por emoções.

SISTEMA LÍMBICO PROFUNDO

Em uma área pequena, aproximadamente do tamanho de uma noz, e conectada ao córtex cingulado anterior, encontramos o tálamo, o hipotálamo e a amídala cerebelosa. Cada um deles é único e desempenha funções importantes:

- **Tálamo:** localiza-se na região superior do tronco cerebral. Ele retransmite mensagens oriundas da medula espinhal, subindo pelo cerebelo, depois descendo de volta pela coluna espinhal até o sistema nervoso. O tálamo também controla a atividade do córtex por meio do sistema de ativação reticular e pode regular sentimentos e emoções pelo caminho.

- **Hipotálamo:** também se localiza na base do cérebro e é muito importante para o monitoramento e a manutenção de diversas funções essenciais do corpo humano, inclusive as relacionadas à administração de seu peso. As quatro funções principais do hipotálamo são: alimentação, luta, fuga e reprodução. O hipotálamo controla hormônios, além de apetite, sede, sono, temperatura corporal e ritmos circadianos.
- **Amídala cerebelosa:** localizada profundamente no centro do cérebro límbico, seu tamanho não ultrapassa o de uma amêndoa. Ela controla muitas necessidades básicas e emocionais; gera emoções profundas (inclusive medo, raiva, ódio, luxúria e amor). Disfunções da amídala foram ligadas à depressão e ao vício.

As reações da amídala aos alimentos

Embora a amídala geralmente seja associada à formação de lembranças relacionadas a emoções, ela também desempenha uma importante função no processo de alimentação. A amídala é incumbida da percepção dos sabores dos alimentos, o que, por sua vez, resulta em nosso desejo por comer mais ou menos de determinada refeição. Embora ainda haja muito a ser investigado sobre a função do cérebro na alimentação, estudos comprovaram que o estresse realmente desempenha um papel fundamental na reação do cérebro às sugestões relacionadas a alimentos – o que resulta em uma reação intensificada na amídala, semelhante ao que é observado em indivíduos obesos. Visto que é nela que as sensações de prazer ocorrem, instigar a amídala poderia ter um impacto negativo em sua caminhada rumo ao emagrecimento.

O sistema límbico profundo é, na verdade, bastante primitivo em relação a essa parte do cérebro dos mamíferos. Esta foi a primeira parte do cérebro que nos permitiu vivenciar e demonstrar nossas emoções. É responsável por todas as nossas associações emocionais, como apaixonar-se ou desejar alguém, ou seja, tudo o que apimenta nossas vidas, tanto de forma positiva como negativa. Uma vez que essa região relaciona-se a reações emocionais - inclusive medo e prazer -, aprender a acalmar a amídala o ajudará a tomar melhores decisões comportamentais associadas a escolhas alimentares, em especial as relacionadas a disparos emocionais (você aprenderá a fazer isso no Capítulo 4).

Quando seu sistema límbico profundo aquieta-se ou torna-se menos ativo, você pode, em geral, vivenciar um estado de espírito positivo, pois não tem sentimentos negativos como medo, agressão, ansiedade ou aversão. No entanto, o inverso também é favorável. Quando seu sistema límbico profundo está estimulado ou hiperativo, as emoções negativas, como ansiedade e medo, assumem o comando. O controle emocional da informação sensorial proveniente da amídala é crucial, uma vez que declara a importância atribuída a acontecimentos de sua vida que o impulsionam a entrar em ação (por exemplo, perseguir as coisas que lhe trazem felicidade), ou que fazem com que você evite coisas (como repudiar algo que proporcionou mágoa ou decepção no passado).

GÂNGLIOS DA BASE

Os gânglios da base são uma série de regiões cerebrais agrupadas em dois conjuntos, cada um com funções distintas:

O primeiro conjunto, que inclui o corpo estriado, o globo pálido, a substância negra e o núcleo subtalâmico, relaciona-se ao controle motor. Atualmente, existe a suspeita de que essas regiões dos gânglios da base desempenhem importante função na "seleção ativa", que basicamente o ajudam a decidir, de modo rápido, entre as possíveis maneiras de reagir em uma determinada situação. Os gânglios da base são responsáveis por sua sobrevivência, conduzindo seus movimentos para se afastar, em vez de se aproximar, de um carro em alta velocidade enquanto você atravessa a rua.

Vício em comida?

Você provavelmente sabe um pouco a respeito de drogas e o poder viciante que elas apresentam, mas quem imaginou que alguns alimentos poderiam disparar o mesmo tipo de reação? Pesquisas recentes no campo da neurociência indicam que alimentos gordurosos ativam as mesmas regiões do cérebro responsáveis pelo prazer, comumente ativadas quando o vício em drogas existe – o que leva uma nova concepção de que os alimentos podem ser viciantes. Exatamente como os vícios em drogas, pesquisadores descobriram que os centros de prazer no cérebro perdem a sensibilidade com o passar do tempo, o que significa consumir cada vez mais da "substância" para se sentir saciado. Enquanto a pesquisa inicial foi concluída com ratos, os estudos apresentaram novas compreensões promissoras sobre os modos de lidar com a obesidade ou qualquer excesso de peso.

O segundo conjunto de núcleos, considerados os centros límbicos dos gânglios da base, abriga os núcleos *accumbens*, o pálido ventral e a área tegmental ventral (VTA, na sigla em inglês). Essas partes desempenham importante função quando se trata da determinação das sensações de ansiedade e recompensa, em especial por meio de conexões entre a área tegmental ventral e o núcleo *accumbens*. Geralmente referido como "centro do prazer", ele é estimulado quando se prevê ou de fato se vivencia algo prazeroso ou gratificante. Disparos neurais mais intensos correspondem à antecipação intensificada do que se deseja obter; além disso, conectam também fatos aprendidos a possíveis recompensas futuras. A estimulação excessiva dessa região pode resultar em indulgência desenfreada ou possível vício. A ação da área tegmental ventral também controla a recompensa, pois as células de dopamina naquela região realizam sinapses nos neurônios do núcleo *accumbens*, ativando-os. Disciplina e cautela são os contrapontos focais para um centro de recompensa sobrecarregado. Muitas drogas viciantes – como cocaína e nicotina – afetam essa trajetória, em conjunto com recompensas naturais, por exemplo, saborear uma refeição deliciosa. Quanto mais prazerosa a recompensa, maior a atividade do circuito entre a área tegmental ventral e o núcleo *accumbens*.

Mensageiros químicos

Seu cérebro possui uma rede complexa de neurônios, cujo o objetivo pleno é transmitir sinais entre as células. Esses sinais são transportados eletricamente dentro de um neurônio e depois transportados quimicamente entre neurônios. Então de quem é a responsabilidade por transmitir essas mensagens químicas? Dos neurotransmissores, os quais existem muitos tipos diferentes. Alguns transportarão mensagens básicas de modo relativamente contínuo; outros são muito mais complexos. Esses neurotransmissores complexos possuem funções diferentes espalhadas por regiões cerebrais variadas, os comumente chamados neuromoduladores. Você reconhece os termos dopamina, serotonina e acetilcolina? Estes são três dos neuromoduladores mais conhecidos. A acetilcolina é importante para a mudança do estado de sono para o de vigília, além de ajudar na manutenção da atenção e da formação da memória. Tanto a dopamina como a serotonina são conhecidas como neurotransmissores fundamentais quando se trata da regulação do humor, da pressão, do prazer, da felicidade e de situações de recompensa. Além disso, a serotonina está entre os neurotransmissores mais importantes relacionados ao peso corporal, pois, em níveis normais, melhora o humor e evita o desejo por carboidratos. A serotonina e a dopamina, aparentemente, são redutores naturais de apetite. A dra. Judith Wurtman pesquisou a função dos carboidratos e da serotonina para a manutenção do peso. Adotando descobertas anteriores de que a serotonina só pode ser criada depois do consumo de carboidratos, esta pesquisa monitorou participantes após terem consumido uma bebida que continha carboidratos antes de fazerem suas refeições e descobriu-se que eles tiveram maior controle sobre seu apetite e ingestão geral de calorias. Isso apenas serve para mostrar a capacidade de manter esses neurotransmissores equilibrados, especialmente a serotonina, se você deseja controlar o peso. Além disso, sua dieta pode ajudar a manter os níveis de serotonina sob controle.

Modificar o número desses neurotransmissores pode ajudá-lo a obter o que deseja de uma determinada situação. A melhor forma de fazê-lo seria reduzindo os neuromoduladores que provocam sentimentos negativos e aumentando aqueles que podem influenciá-lo de maneira positiva. A atividade física é algo que pode auxiliar a aumentar esses neurotransmissores de efeito positivo. Outra boa notícia é que você nem precisa fazer uma grande mudança no número de neuromoduladores que transmitem sinais entre neurônios para conseguir um resultado visível - seja positivo ou negativo – em seu humor e temperamento. Mudanças que alteram o equilíbrio de serotonina e outros neurotransmissores em seu cérebro podem levar a distúrbios de humor, como depressão, ataques de pânico, ansiedade e fobias. Consequentemente, é essencial ter o equilíbrio exato desses neurotransmissores, para que seu cérebro funcione plenamente e em nível ideal, com *você* no controle.

Agora que seu cérebro está a todo vapor, vamos diretamente ao próximo capítulo, no qual você aprenderá uma lição sobre as descobertas recentes da neurociência que o ajudarão a emagrecer!

CAPÍTULO 3

SUA BATALHA DEPENDE DE DESCOBERTAS RECENTES DA NEUROCIÊNCIA

Princípio: Avanços no campo da neurociência trazem novos conhecimentos, os quais podem ser a solução para potencializar ao máximo a capacidade de seu cérebro e fazê-lo emagrecer.

Neurocientistas descobriram novas informações sobre o cérebro humano e suas capacidades apenas na última década. Neste capítulo, as descobertas recentes mais relevantes para você na busca pelo corpo magro, inclusive informações sobre como refazer as ligações de seu cérebro e conter as emoções excessivamente delicadas, assim como usar sua imaginação para ajudar a criar sua própria realidade. Você pode não perceber, mas seu cérebro tem uma capacidade incrível de adaptação, mais do que você possa ter imaginado. Na verdade, sua mente (seus pensamentos) tem o poder de controlar seu cérebro (as partes estruturais), transformando-o em seu parceiro para a perda de peso, conforme for aprendendo com a leitura deste livro.

Anteriormente os cientistas defendiam a ideia de que o cérebro humano e suas estruturas eram formados cedo, iniciando seu desenvolvimento quanto ainda éramos um feto, no útero, e continuando durante toda a infância. A hipótese era simplesmente a de que tínhamos muitos neurônios em cada uma das estruturas cerebrais específicas e que assim que o desenvolvimento chegasse ao seu final, na infância, seríamos incapazes de formar novas conexões. Acreditava-se, basicamente, que o desenvolvimento do cérebro terminava nesta fase da vida e não continuava durante a fase adulta. No entanto, na última década, pesquisadores descobriram novas evidências significativas de que o que se acreditava anteriormente não era verdade e que algo conhecido como *neuroplasticidade* continuava durante todo o curso de nossa existência.

Molde seu cérebro

Em neurociência, a palavra "plástico" é usada para se referir a alguma coisa que pode se modificar e ser moldada em algo novo. A neuroplasticidade é a habilidade do cérebro de mudar para algo novo ou alterar sua forma. Na verdade, cientistas possuem novos conhecimentos que indicam que, durante todo o curso da vida, o cérebro pode continuar a:

1. **Ativar circuitos inativos.** Na maior parte das vezes, algo que você aprendeu ou uma habilidade que você desenvolveu não são totalmente esquecidos; em vez disso, eles ficam adormecidos. Com apenas um pouco de prática, seus neurônios voltam à ativa. É exatamente como andar de bicicleta!
2. **Criar novos circuitos.** Quando algo novo lhe é ensinado, seu cérebro tem a habilidade de fortalecer conexões neurais que você já possui e, a partir daí, formar novas sinapses. Isso permite que você desenvolva essas novas potencialidades ao máximo. Você também pode estabelecer circuitos neurais que lhe impeçam de ter comportamentos antigos e destrutivos.
3. **Refazer ligações.** Quando seu cérebro refaz ligações, ele basicamente reatribui tarefas. Você pode conectar uma parte de um caminho neural usado para uma determinada tarefa para realizar outra diferente. Um exemplo disso são pacientes que sofreram derrame serem capazes de reaprender

determinadas tarefas, por exemplo, alimentar-se, apesar de alguns de seus neurônios terem sido destruídos.

4. **Acalmar circuitos anormais.** Circuitos anormais são encontrados em condições como fobias, transtorno de estresse pós-traumático (TEPT), transtorno obsessivo compulsivo (TOC), depressão, entre outras. É possível que algumas regiões do cérebro exerçam controle sobre outras partes. Em contrapartida, isso pode alterar o efeito que esses circuitos têm sobre seu humor e processos de pensamento. Padrões de pensamento e hábitos negativos podem ser inibidos.

Tudo isso significa que, durante toda a vida, podemos guiar o foco de nosso cérebro para a perda de peso! Como isso funciona? Continue lendo...

COMO A NEUROPLASTICIDADE O AJUDA A EMAGRECER?

Devido à neuroplasticidade, é possível treinar seu cérebro a fazer o necessário, não importa que idade você tenha. Veja o porquê:

1. **Suas atitudes podem influenciar as diferentes regiões de seu cérebro, aumentando ou diminuindo a velocidade dos circuitos.** Exemplo: se você se incomoda toda vez que alguém leva docinhos para o trabalho, está ativando certos caminhos cerebrais fora de uso. No entanto, você pode aprender a retreinar seu cérebro para fechar tais caminhos à medida que aprender a fortalecer outros. Dessa forma, você não pulará automaticamente para o estado "incomodado" no momento em que descobrir que há uma tentação por perto. Você não pode fazer boas escolhas alimentares quando suas emoções estiverem atrapalhando.

2. **Quando você solicitar a seu cérebro que faça mais, ele encontrará espaço disponível para assumir novas tarefas, encolhendo ou reposicionando o espaço comprometido com tarefas desempenhadas com menor frequência.** Exemplo: sé é comum você ficar deprimido quando percebe que seu peso aumentou (mesmo sendo apenas meio quilo ou um), seu cérebro registrará esse hábito. Se, no entanto, você treinar seu cérebro a conseguir reações novas e positivas, como se lembrasse a você de que o peso pode flutuar diariamente e sabendo que você pode fazer novas escolhas no dia seguinte, é possível colocar um fim naqueles velhos caminhos tornando-os menos ativos, o que abrirá espaço para novas sinapses e padrões de pensamento. Seu cérebro agora fará conexões mais criativas, de modo que consiga incorporar mudanças saudáveis em sua rotina.
3. **Seu cérebro geralmente não sabe a diferença entre suas experiências e suas fantasias.** Exemplo: preencher sua mente com imagens em que você alcança com êxito o peso almejado e visualizá-las por tempo suficiente fará com que seu cérebro interprete tais imagens com se realmente acontecessem e você já estivesse magro. De modo semelhante, imaginar que está fazendo exercícios de bíceps pode ativar fibras musculares.

Seu corpo basicamente se empenhará para realizar qualquer tarefa que você solicitar. Quanto mais você incumbir seu cérebro a imaginar os pensamentos que o ajudarão a emagrecer, mais ele responderá a esse chamado por meio da criação de novos circuitos neurais ou da aceleração do que já está em ordem. Isso faz com que seu cérebro funcione de maneiras positivas para ajudá-lo a obter êxito na perda de peso, o que, em contrapartida, enfraquece as conexões neurais que esvaziam suas intenções de busca pela magreza e pela saúde.

Além disso, você consegue treinar seu cérebro para eliminar pensamentos improdutivos ou frustrantes que lhe desanimam, e também treiná-lo para ativar seus pensamentos positivos, o que estimula o pensamento saudável e o torna mais produtivo e bem-sucedido. Você tem o poder de utilizar seus pensamentos para assentar as bases para a restruturação do cérebro, a fim de levá-lo a seu eu magro.

Tenha pensamentos prósperos

Descobertas recentes da neurociência indicam algo muito animador. Seus pensamentos são realmente poderosos. O simples fato de possuí-los já auxilia seu cérebro a se reformar, e também a criar sinapses novas, o que significa que seus pensamentos são capazes de ajudá-lo a criar novas realidades. Apesar de fatores externos terem a capacidade de influenciar os pensamentos que remoldarão seu cérebro, você não precisa desses fatores para ajudá-lo a perder peso. É fácil treinar seu cérebro para funcionar de forma diferente se você tiver os pensamentos certos – ou seja, seu cérebro pode mudar o modo de funcionamento, a fim de entrar em sintonia com seus desejos e pensamentos.

Por exemplo, evidências científicas afirmam que, se você imaginar o que deseja detalhadamente e com frequência, seus sonhos podem se tornar realidade. O que isso pode significar para você? Que basicamente o que você pensa, faz e até fala importa e influencia quem você é, desde o seu exterior até chegar a seu cérebro. Dessa forma, simplesmente imaginar seu sucesso ao perder peso ou pensar em ser bem-sucedido nessa missão o ajudará a alcançar a realidade da perda de peso.

Pesquisa revolucionária

Novos estudos em neurociência estão comprovando de modo contínuo o funcionamento interno do cérebro humano. Dediquemos um pouco mais de tempo à análise de algumas dessas pesquisas revolucionárias que ajudam especialistas a compreender melhor como você pode treinar seu cérebro para emagrecer.

O IMPACTO DA AVALIAÇÃO E DA IMAGINAÇÃO NA TOMADA DE DECISÕES

Você não pode tomar decisões sem empregar o processo vital da avaliação. Não importa o que você precisa decidir – seja o que está considerando comer no jantar ou seus objetivos de vida –, você precisa avaliar a situação. Pesquisas sugerem que o córtex orbitofrontal do cérebro, um componente do córtex pré-frontal, desempenha uma importante função na tomada de decisões e na criação de expectativas. O córtex orbitofrontal parece reconhecer "valor" em uma variedade de formas, sejam relacionadas a algo que influencia diretamente sua sobrevivência – como alimentos ou água – ou algo mais abstrato – por exemplo, fichas de pôquer. O mais importante e realmente essencial disso é que pesquisas recentes confirmaram que você pode disparar o córtex orbitofrontal, ou qualquer parte dessa região, simplesmente *imaginando o valor de algo*. Em um estudo concluído pela dra. Nakia Gordon, na Bowling Green State University, em Ohio, nos Estados Unidos, em 2002, notou-se que as pessoas têm a habilidade de reviver acontecimentos passados e emoções obtidas de experiências apenas visualizando-as em conjunto com os movimentos realizados enquanto as vivenciaram. Uma equipe chefiada pelo dr. Will Cunningham, da Ohio State University, Estados Unidos, também observou que, quando as pessoas pensam em coisas que valorizam, o córtex orbitofrontal é ativado, o qual, por sua vez, significa que você empregou muito de seu circuito neural e comportamento para obter aquelas coisas que você valoriza. Você pode *atribuir* valor a qualquer coisa que você sentiu saudade na vida!

O estudo do dr. Cunningham teve jovens do sexo masculino como objeto. Foi solicitado a eles que imaginassem coisas, pessoas ou situações das quais gostavam ou não. Concentraram-se no valor subjetivo (o quanto gostavam ou desgostavam) de cada coisa que imaginavam, assim como o quanto eles realmente a desejavam. Como resposta, determinadas regiões do córtex orbitofrontal foram ativadas. Isso indicou que, embora o valor nem sempre tivesse um número concreto atribuído, o córtex orbitofrontal foi capaz de obter *qualquer* ideia de valor estabelecida contra *qualquer* outra ideia de valor e compará-las. Esse estudo também descobriu um envolvimento entre regiões do cérebro geralmente relacionadas à geração de emoções e ao córtex orbitofrontal, apesar de os participantes serem instruídos a tomar decisões apenas baseadas no "valor". É óbvio que, pelo fato de "valor" ser um conceito subjetivo, pode envolver sentimentalidade, lembranças preferidas ou até ódio, o que foi levado em conta neste exercício imaginativo.

No estudo da Bowling Green University que tratava de imaginação e emoção, as mulheres que simplesmente imaginavam o ato de rir e chorar demonstraram ativação nas mesmas regiões do cérebro que seriam ativadas nos momentos em que *realmente* riam e choravam. O que isso significa? Que, para o cérebro, o fato de simplesmente *imaginar* situações de alegria ou mágoa é indistinguível dos momentos em que você *realmente* vivencia tais emoções.

Tanto o estudo da Bowling Green quanto o da Ohio State demonstram que simplesmente *prever* coisas valiosas – pessoas ou experiências – afastadas de sugestões externas, ativa o cérebro *exatamente da mesma forma* como você se realmente estivesse vivenciando essas coisas ou experiências. Qual o significado disso para a perda de peso? Bem, ao visualizar seus esforços bem-sucedidos quanto à perda de peso, você estará mais propenso a se ver atingindo esses objetivos. Perceba que você utiliza as mesmas regiões do cérebro enquanto trabalha ativamente para perder peso e apenas visualiza as atividades relacionadas a isso. Você nunca é velho demais para aprender algo novo!

Neurogênese, o que literalmente significa "nascimento de neurônios", é o método por meio do qual novos neurônios se formam. Enquanto esse fenômeno ocorre, na maioria das vezes, antes do nascimento, pesquisas recentes no campo da neurociência indicam que esse processo continua até a fase adulta, no entanto, em regiões específicas. Enquanto essa nova ideia de neurogênese adulta encontrava dificuldades para ser popularizada, as mudanças no campo da neurociência estão se estabelecendo. Observemos os resultados desses estudos:

1. No ano de 1962, o neurobiólogo dr. Joseph Altman apresentou a primeira evidência de neurogênese adulta no córtex cerebral de mamíferos. Ele apresentou evidências sólidas que demonstravam como novos neurônios se formavam no cérebro de ratos adultos após sofrerem danos cerebrais.
2. Em 1963, o estudo inicial do dr. Altman foi seguido por demonstrações semelhantes de neurogênese adulta no hipocampo, uma região do cérebro importante para o aprendizado e a memória.
3. Dr. Altman continuou com seus estudos e, em 1969, descobriu e batizou a fonte de geração de neurônios em adultos no bulbo olfatório, região responsável pela sensação de cheiro. No entanto, na ocasião, os estudos revolucionários do dr. Altman foram negligenciados pela maioria das pessoas da comunidade científica.
4. A boa notícia é que, no final da década de 1980, a pesquisa do dr. Altman voltou a ser alvo de atenção quando foi reproduzida e serviu de base para outros pesquisadores da área, como a dra. Shirley Bayer, o dr. Michael Kaplan

e o dr. Fernando Nottebohm. Ao estudar os cérebros de mamíferos, assim como o de aves, esses pesquisadores comprovaram que a neurogênese adulta de fato ocorre em diversas regiões do cérebro dessas espécies animais. Em 1990, a neurogênese adulta no cérebro humano foi confirmada.

Essas descobertas iluminaram uma verdade magnífica: *seu cérebro tem a habilidade de criar novos neurônios.* Estudos anteriores comprovaram que esse processo ocorria como reação ao dano cerebral (como observado no caso de um derrame), mas estudos adicionais demonstraram que, em muitos animais, novos neurônios podem ser criados como resultado de novas experiências e rotinas de treinamento. Ainda mais animador é que seus neurônios têm a habilidade de *mudar*. A plasticidade e a natureza flexível permitem aos neurônios fortalecer conexões dentro de um curto período (minutos). Acredita? No curto período que você leva para ler este parágrafo, seu cérebro pode estar realizando uma mudança positiva, ajudando-o a ficar mais saudável e magro!

ESTIMULAÇÃO E CONEXÃO EM CONJUNTO

Em uma frase conhecida pelos neurocientistas, "Neurônios que se estimulam juntos, conectam-se", de autoria da neurocientista norte-americana dra. Carla Shatz, somos lembrados de que neurônios são essenciais para o modo como aprendemos e como fazemos associações entre diversas coisas. Dr. Donald Hebb, psicólogo canadense, desenvolveu o que agora é conhecido como "teoria de Hebb", a qual afirma que é o *ritmo no qual os neurônios se ativam que resulta em ativações novas ou modificadas.* Neurônios que se estimulam em rápida sucessão entre si ou em um mesmo ritmo, em reação a um pensamento ou encontro, resultarão em um ou dois resultados possíveis. Isso fortalecerá sinapses já existentes ou criará novas – o que significa que você pode simplesmente pensar em coisas e modificar seu cérebro.

Dr. Hebb tomou o que era conhecido de muitas disciplinas da ciência e combinou tais dados em uma afirmação única: Quando o neurônio A está próximo do neurônio B, e o neurônio A é estimulado constantemente, de modo suficiente a excitar o neurônio B, ocorrem algumas mudanças metabólicas que fazem com que o neurônio A seja mais propenso do que qualquer outro neurônio a estimular o neurônio B. Basicamente, esses dois neurônios acabam por se conectar mais do que os demais neurônios ao redor, e a conexão entre esses dois neurônios será mais forte do que antes dessa conexão ter sido estabelecida.

FOCO NO EMAGRECIMENTO

A pesquisa de dr. Hebb passou pelo teste do tempo. Depois de mais de sessenta anos (seu estudo foi publicado pela primeira vez em 1949) e muitas experiências depois, sua teoria permanece fundamental à neurociência. Com base no que foi descoberto pelo dr. Hebb e no que continuou sendo pesquisado por outros cientistas, percebemos que associações contínuas entre neurônios fortalecem tais associações. Vejamos um exemplo: se você tem o hábito de concentrar-se em seus antigos fracassos quanto à perda de peso, na infelicidade com seu corpo, na falta de autoconfiança e em outros pensamentos negativos, os neurônios que reagem a essa atividade mental específica se estimularão rápida e harmoniosamente – o que fará com que automaticamente esses neurônios comecem a se conectar. No final, essa prática resulta em mais uma estrutura neural que pode fazê-lo se sentir um fracasso, algo inadequado ou sem valor.

Visto que isso é o oposto do desejável, você precisa pensar positivo. Quando você se foca regularmente em seus próprios aspectos positivos e de seu corpo, os neurônios incluídos *nesses* pensamentos serão capazes de se estimular, intensificar as conexões, combinar a autoconfiança, a adequação e a energia nas bases de seu cérebro, além de afastar a energia sináptica dos caminhos negativos.

ATENÇÃO AO CORPO

Um notável psicólogo da Universidade de Wisconsin, Estados Unidos, chamado Dr. Richard Davidson concluiu diversos estudos que investigavam os efeitos de uma prática chamada meditação de atenção plena, proveniente da técnica budista de conhecer o centro de sua mente estando presente no momento ou no aqui e agora. Essa técnica de meditação será discutida em detalhes no Capítulo 8, mas primeiramente vamos recordar o trabalho de Davidson e verificar como ele se relaciona ao cérebro e ao emagrecimento.

Em um desses estudos, Davidson observou três grupos distintos de pessoas e sua atividade cerebral. Isso incluiu um grupo de monges tibetanos budistas – os quais passavam incontáveis horas praticando meditação de atenção plena focados na compaixão –, pessoas que nunca tinham meditado e, finalmente, pessoas que participaram de um treinamento de meditação durante um período de oito semanas. Davidson e seus colegas solicitaram que os participantes meditassem, concentrando-se na compaixão e na empatia, período no qual ele monitorou seus cérebros. Os resultados iniciais foram revelados aos pesquisadores. Notou-se que:

1. Quando pessoas que nunca tinham meditado foram solicitadas a praticar uma meditação de compaixão tradicional budista, seus sistemas límbicos – que controlam as emoções – foram estimulados na primeira tentativa.
2. Quando indivíduos que participaram do treinamento de oito semanas começaram a meditar, seus cérebros demonstraram mais atividade no córtex pré-frontal esquerdo. O córtex pré-frontal não é apenas a região do cérebro a qual se imaginou ser responsável pela produção de emoções positivas, mas também é uma área muito importante no processo de tomada de decisão. Curiosamente, o córtex pré-frontal esquerdo, ao contrário do direito, as-

socia-se às emoções mais positivas. O córtex pré-frontal esquerdo pode atribuir valores em uma reação emocional, como a felicidade resultante de uma recompensa, por exemplo, a perda de peso.

3. Quando os pesquisadores revisaram o escaneamento dos cérebros dos monges, os resultados foram chocantes. Os exames apresentaram uma atividade sensivelmente maior nos córtices pré-frontais esquerdos, o que poderia ser descrito como "fora do índice normal". Além disso, os monges demonstraram mudanças contínuas na função de suas bases cerebrais, o que indica que sua prática de meditação influenciou o modo de funcionamento do cérebro, mesmo quando não estavam meditando ativamente. Portanto, apenas por meio da meditação esses monges mudavam *de modo permanente* o nível de atividade de seu córtex pré-frontal.

O que é possível aprender com os estudos de Davidson? Mesmo com um pouco de treinamento você pode aprender uma técnica que lhe permite pensar de modo diferente, aumentando as conexões de seu cérebro na região que mais interessa: o diretor de seu cérebro, o córtex pré-frontal. Em apenas oito semanas, as pessoas conseguiram reconectar seus cérebros como resultado de treinarem a si mesmos a pensar de modo diferente.

Os monges, muito experientes em meditação, demonstraram ainda mais diferenças no cérebro. A alta atividade incomum no córtex pré-frontal dos monges indica que seus cérebros formaram novos caminhos neurais e fortaleceram conexões neurais já existentes nessa região, de maneira única: simplesmente *pensando* nisso. Seus cérebros estão capacitados para uma melhor tomada de decisões e criação de ânimos positivos, como resultado de sua meditação, e isso permanece o dia inteiro todo, mesmo quando não estão meditando. Você também é capaz de fazer isso! A meditação de atenção plena talvez seja o segredo para guiá-lo a tomar melhores decisões com relação à saúde, escolha de alimentos e nível de atividade física – tudo isso ao estimular, desenvolver e fortalecer seu córtex pré-frontal. Então, o que você está esperando? Não demore, pois seu corpo magro está a seu alcance.

Hora de trabalhar

Até agora você teve uma compreensão básica das regiões do cérebro, suas capacidades e o que precisa ser melhorado. Sigamos em frente na busca de um eu magro discutindo a função desempenhada por suas crenças nas atividades cerebrais e como você pode triunfar sobre pensamentos negativos e reprogramar seus padrões de pensamento para eliminar aqueles quilos indesejados.

CAPÍTULO 4

ACREDITE EM SEU EU MAGRO

Princípio: Seu cérebro acredita nas coisas que você diz para ele acreditar. Se você crê em si mesmo, será capaz de treinar seu cérebro a desempenhar uma função imprescindível de ajudar seus sonhos de emagrecimento a se tornarem realidade.

Você consegue emagrecer? É claro que sim! Mas isso só irá acontecer se você – e seu cérebro – realmente acreditar que isso pode acontecer. Seu cérebro pensa, e é extremamente influenciado pelas mensagens que você envia para si mesmo e pelas atitudes que você toma. É possível que você tenha tido pensamentos negativos sobre si mesmo e sequer os percebeu. Este capítulo o ajudará a aprender sobre esse tipo de pensamento negativo (que realmente ocorre de modo automático) e as crenças elementares que você possui, as quais talvez estejam lhe levando a esses padrões de pensamentos negativos. Mas não se preocupe! Você irá aprender a mudar esses pensamentos negativos – e suas ações derivadas – de modo a pensar sobre o seu sucesso na busca pela perda de peso.

O que você pensa sobre seu peso?

Reconhecer seus pensamentos automáticos sobre seu peso, forma física e objetivos quanto ao emagrecimento pode bastar para ajudá-lo na identificação do que você precisa fazer para obter êxito. Vamos começar fazendo uma rápida avaliação do que você pensa sobre perda de peso.

1. Aprendi tudo o que sei sobre perda de peso e dieta/nutrição:
A. perdendo e ganhando peso ao longo dos anos.
B. ouvindo meus amigos e pais.
C. lendo livros e pesquisando em fontes confiáveis.

2. Quando penso em uma forma física magra, eu:
A. apenas quero e não dou importância a como conseguir.
B. quero me parecer com meus amigos magros.
C. sei onde me sinto mais confortável e bem.

3. Pensar em perda de peso faz com que eu me sinta:
A. ansioso e desconfortável.
B. impaciente, mas incerto quanto ao passo seguinte.
C. animado e disposto a trabalhar duro.

4. Acredito que ser magro é:
A. algo que fará com que me sinta bem imediatamente.
B. algo que vem de forma natural para algumas pessoas, mas não para mim.
C. algo que exige trabalho duro e dedicação.

5. Penso em mim mesmo magro:
A. quando atinjo um certo número na balança.
B. quando meus amigos dizem que estou bonito.
C. quando me sinto confortável em minhas roupas e com o que vejo no espelho.

6. Acredito que se alimentar saudavelmente:
A. é difícil.
B. é algo que se torna fácil com o passar do tempo.
C. é fácil com um pouco de planejamento.

7. Quando vejo o número descendo na balança:

A. recompenso-me com comida.
B. recompenso-me com agrado, mas não comida.
C. elogio-me e sinto-me bem com minha realização.

Respostas

Se escolheu mais alternativas A, você tem alguns pensamentos perigosos sobre peso e dieta. Você está permitindo que seus medos passados quanto a tentativas malsucedidas o detenham, e provavelmente está deixando a gratificação instantânea assumir o comando. Esses pensamentos não permitem que você se atenha a qualquer esforço bem-sucedido, pois você tem uma propensão menor a fazer mudanças permanentes. Suas decisões quanto à perda de peso estão abaixo de seu potencial, mas há boas novas! Você pode melhorar significantemente sua dieta e ideias sobre peso lendo este livro e colocando em prática o conhecimento adquirido.

Se escolheu mais alternativas B, sua consciência sobre peso e dieta é quase suficiente. Apesar de ter um conhecimento sólido, parece que, às vezes, você toma suas decisões quanto a dieta e estilo de vida baseadas em reações emocionais. Tão logo compreenda que é capaz de abrir mão desses disparos emocionais e ter uma reação mais lógica, você conseguirá mais facilmente o que quer.

Se escolheu mais alternativas C, você já está em uma posição excelente para fazer mudanças permanentes! Você possui um sólido domínio das realidades da perda de peso e um estilo de vida mais saudável, além de uma dose admirável de motivação. Você acredita no trabalho duro e sabe que pode obter êxito, mas até agora você foi cauteloso ao entrar em ação. Com um pouco de trabalho para afinar seus pensamentos, você se inspirará a transformar seus sonhos em realidade. Você está pronto para crescer e assumir o controle de seu peso.

Três tipos de pensamentos

Há três padrões básicos de pensamento que seu cérebro pode usar para decifrar o mundo ao seu redor. Trata-se de pensamentos automáticos, suposições e crenças essenciais. A fim de treinar seu cérebro para emagrecer, você precisa compreender como esses diferentes pensamentos se iniciam, como eles influenciam a vida que você leva – de modo positivo ou negativo –, como você seleciona (consciente ou inconscientemente) as atitudes tomadas para perder peso e como você pode adquirir o controle necessário de seus pensamentos, com o objetivo de treinar seu cérebro para emagrecer. Vamos analisar mais de perto cada um desses padrões de pensamentos básicos.

PENSAMENTOS AUTOMÁTICOS

Pensamentos automáticos são aqueles que você considera verdadeiros – sejam eles conscientes ou inconscientes. Quando você tem esses pensamentos, está basicamente "no piloto automático" quanto se trata de reagir a situações e acontecimentos, e isso não permite que você faça a devida análise da situação. Algum destes são familiares a você?

- Eu não estou bem nesta roupa.
- Eu não posso confiar nas opiniões dos meus amigos.
- Eu não sou criativo.
- Eu não sou bem-sucedido.
- Eu não sou bom em nada.
- Eu simplesmente não consigo aprender a comer os alimentos corretos.
- Eu considero os alimentos "diet" sem graça.
- Eu não tenho sorte para manter o peso.

Enquanto esses pensamentos podem simplificar sua vida eliminando algumas das coisas que você precisa pensar, eles também podem estar trabalhando contra você, caso sejam autolimitadores e simplesmente falsos.

Você está funcionando com respostas automáticas?
Se você usa essas respostas automáticas ao longo do dia, você pode, na verdade, estar inconsciente de uma vida saudável. Você é inconsciente de uma vida saudável se:

- Resiste em encarar sua verdadeira saúde e condição de peso.
- Usa táticas defensivas, como a negação.
- Permite que suas visões não analisadas afetem suas escolhas quanto a alimentos e exercícios.
- Não sabe o que deveria fazer para tomar decisões saudáveis para seu estilo de vida.
- Não está empregando todos os recursos de seu cérebro para lhe ajudar a tomar decisões saudáveis e realistas.
- Toma decisões baseadas na emoção.
- Não é capaz de aprender com os erros passados.

Pensamentos automáticos – conscientes ou inconscientes – podem aumentar seus níveis de estresse, o que, por sua vez, faz com que seu cérebro libere hormônios relacionados ao estresse, como o cortisol. O cortisol possui muitos efeitos negativos no corpo, alguns deles prejudiciais à perda de peso, por exemplo, o armazenamento excessivo de gordura abdominal. O aumento do cortisol no corpo resulta em uma calamidade de mudanças hormonais e neurais que podem afetar seu julgamento de muitas coisas, inclusive a tomada de decisões quanto a um estilo de vida saudável. Felizmente, você tem a habilidade de treinar seu cérebro para controlar esses pensamentos negativos automáticos e estimular formas mais positivas de autoafirmação que ajudam a concentrar seus pensamentos em uma direção positiva e incentivadora.

SUPOSIÇÕES

Pensamentos provenientes de experiências ou de crenças que foram impostas a você são conhecidos como suposições. Assim como ocorre com pensamentos automáticos, as suposições também são um modo de seu cérebro interpretar com muita facilidade o que está acontecendo neste momento em sua vida ou processar o que pode acontecer mais adiante. Suposições, assim como os pensamentos automáticos, podem ser conscientes ou inconscientes. Essas suposições são criadas por você a partir de observações passadas e experiências, ou baseadas no fato de considerar como verdadeiro o que lhe foi ensinado por outros. Isso significa que a incorporação de seus pensamentos automáticos em cooperação com suas crenças essenciais são a base daquilo que seu cérebro decifra como realidade.

Você faz estas suposições?

- Eu fiz escolhas de alimentos realmente saudáveis o dia inteiro, então não importa o que eu comer no jantar.
- Desde que esteja comendo os alimentos certos, posso deixar de ir à academia durante alguns dias.
- Eu adoraria vestir um jeans de numeração menor, mas meu tipo corporal não me permite.
- Nunca conseguirei ter aquele peso, então por que eu deveria me empenhar tanto?

APOIE SUAS SUPOSIÇÕES NEGATIVAS

Ninguém deseja ter preocupações desnecessárias, sentir medo mesmo quando se está seguro ou reprimir a expressão de sua personalidade, mas é exatamente isso que as suposições negativas farão. Ter o hábito de sempre pensar que o pior está para acontecer pode basicamente impedir seu cérebro de tentar encontrar soluções positivas para fazê-lo tomar atitudes positivas.

Apoiar essas suposições que podem estar lhe levando a um caminho negativo irá preparar seu cérebro para a nova geração de caminhos neurais. A prática de meditação que será vista no Capítulo 8 pode ajudá-lo a se impor contra tais pensamentos negativos, trocando-os por pensamentos positivos que irão ajudá-lo a viver o presente. Essa é a maneira certa que permite que você decida, de modo consciente, como pensar sobre o que está acontecendo naquele momento, em vez de tocar em seu passado para tirar aquelas conclusões inúteis. A criação e o uso de afirmações positivas ajudam a treinar seu cérebro a visualizar coisas de uma maneira muito mais positiva.

CRENÇAS ESSENCIAIS

Generalizações amplas sobre como funciona o mundo, assim como sobre si mesmo, que seu cérebro aceita como verdades chamam-se crenças essenciais. É nelas que você confia quando interpreta o que acontece em sua vida. A seguir, alguns exemplos de crenças essenciais que têm o potencial para afetar negativamente sua habilidade de emagrecer:

- Eu tenho estrutura óssea grande, então sempre estarei acima do peso.
- Eu não tenho capacidade para ser bem-sucedido.
- Meu metabolismo é muito lento para perder peso.
- Eu não tenho nenhum problema de saúde agora, então o excesso de peso não é um problema.

Não importa o quanto sejam ilógicas e obscuras essas teorias que formam suas crenças essenciais, elas controlarão, de modo eficaz, seus processos de pensamento fortalecendo o que você já tem por verdade. O resultado final é que seu cérebro continua seguindo os mesmos caminhos neurais do passado, o que cria ainda mais sinapses que apoiam suas crenças essenciais atuais e não saudáveis.

As crenças essenciais originam-se quando, em novas situações ou experiência, o seu cérebro responde a estímulos com os mesmos e velhos padrões de pensamento. Isso geralmente ocorre tão rapidamente que você sequer questiona sua reação ou resposta, até que um dia algo o obrigue a questionar essas crenças, como quando alguma coisa acontece em sua vida que as desafia. Esse fato da vida não precisar ser negativo. Uma experiência positiva, por exemplo, conseguir uma pequena perda de peso apenas fazendo pequenas modificações alimentares, desafia suas crenças essenciais negativas e deixa seu cérebro confuso. Felizmente, você reconhecerá essa sensação como algo positivo e começará a desafiar as suposições negativas (nesse caso, a crença essencial de que você teve de fazer algo drástico para perder peso) e trocará aquelas crenças essenciais negativas por outras novas e positivas.

O aspecto negativo é que suas crenças essenciais são mais profundamente enraizadas em seu cérebro do que seus pensamentos e suposições automáticos, portanto, são muito mais difíceis de modificar. Porém, ao trabalhar nos seus pensamentos automáticos e suposições, você será capaz de restabelecer suas crenças essenciais com o passar do tempo, de modo que se tornem mais positivas e realistas. Você tem o poder de reduzir essas crenças essenciais negativas e substituí-las por crenças essenciais positivas, finalmente assumindo o controle de seu peso, modificando seu cérebro e influenciando sua vida de modo positivo.

Pense para acontecer

Seus pensamentos moldam quem você é e o que você faz, em todos os aspectos de sua vida. Cada uma das atitudes tomadas por você é consequência de seus pensamentos, portanto você precisa *pensar para acontecer*. Basicamente, seus pensamentos profundos ecoarão nas circunstâncias de sua existência, e isso acontece porque as transformações que você inicia em sua vida sempre começam pelas mudanças que você faz em seu pensamento e na maneira como você compreende algo.

ACIONE COM PENSAMENTOS POSITIVOS

Substâncias químicas do cérebro são liberadas a cada pensamento que você tem, ou seja, concentrar-se em pensamentos negativos esgota a força positiva de seu cérebro. Por outro lado, quando você tem pensamentos positivos e felizes, há uma redução no cortisol (o hormônio liberado em resposta ao estresse) e um aumento na produção de serotonina, o que proporciona uma sensação de bem-estar e felicidade. Isso faz com que seu cérebro funcione em níveis máximos, que é definitivamente onde você deseja estar quando trabalhar com a perda de peso.

POR QUE O OTIMISMO COMPENSA?

Os otimistas vencem por terem pensamentos positivos e acreditarem em si mesmos. Eles tendem a ser mais confiantes e acreditam em suas capacidades, enquanto os pessimistas tendem a duvidar do que são capazes de conseguir. Por último e mais importante: cientistas descobriram importantes diferenças entre otimistas e pessimistas.

Otimistas atribuem os acontecimentos positivos a si mesmos, enumerando suas características e habilidades como o motivo de as coisas terem acontecido de determinada maneira. No entanto, eles rotulam acontecimentos ruins ou negativos como temporários, usando com frequência palavras que indicam que se trata de um acontecimento temporário ("casual" ou "recente"). Dessa forma eles julgam que sua vida apoia a busca pelo sucesso, permitindo:

- Lidar melhor com os altos e baixos do cotidiano.
- Considerar as falhas como algo que eles podem superar e atribuir a origem delas a algo externo, e não interno.
- Conduzir uma vida feliz e gratificante porque eles acreditam que terão uma vida feliz e gratificante.

- Desenvolver relacionamentos saudáveis com outros, o que os ajudarão em uma variedade de situações.
- Cuidar melhor das saúdes física e mental.
- Viver mais do que os pessimistas.

Exatamente o oposto dos otimistas, os pessimistas acreditam que as coisas boas que acontecem a eles não resultam de algo interno, e sim de um acaso feliz ou fato resultado de uma influência externa. Eles tendem a considerar os acontecimentos ruins ou negativos como um estado permanente. Além disso, eles:

- Acreditam automaticamente que qualquer falha vivenciada é permanente e é resultado de suas próprias fraquezas.
- Vivenciam índices maiores de depressão comparados aos otimistas – apresentam oito vezes mais tendência a ser depressivos.
- Possuem mais problemas de relacionamento, o que dificulta manter comportamentos saudáveis, visto que é exigido um nível de estabilidade emocional.

Contudo, há boas notícias. Você está no controle, e sua mente é poderosa o suficiente para aprender a conter esses pensamentos negativos e pessimistas, enquanto desenvolve seus pensamentos positivos e otimistas. Mesmo que você sempre tenha sido uma pessoa pessimista, você ainda tem a habilidade de mudar o funcionamento de seu cérebro criando bloqueios e reduzindo os padrões neurais associados ao pensamento negativo.Talvez você não tenha a capacidade de dominar completamente uma predisposição genética ao pessimismo, mas você é capaz de reduzir de maneira drástica o impacto dela em sua vida.

A influência de seu humor

Os humores afetam como seu cérebro funciona – e, na verdade, afetam também todo o seu processo de pensamento. Ter humor positivo resulta em uma mente mais aberta, portanto, você tem uma capacidade maior para reagir de modo positivo. O mesmo pode ser afirmado em relação a ter humor negativo. Quando você está se sentindo triste, seu cérebro cala a voz de sua razão e você fica incapaz de agir, ou pode reagir de modo negativo.

De modo surpreendente, humores negativos ocupam um lugar em sua vida. Esses humores (ou emoções) o ajudam a perceber quando você e suas necessidades/valores não estão alinhados. Você deve reconhecer esses sentimentos negativos como uma maneira de alertá-lo que algo pode não estar certo e também de perceber mais efetivamente como você realmente está se sentindo em uma determinada situação. É muito importante que você consiga diferenciar sentimentos negativos que levam a uma mudança positiva em seu comportamento daqueles sentimentos que apenas enfraquecem sua habilidade de alcançar seu verdadeiro potencial e, finalmente, alcançar seus objetivos. Quanto mais você dominar essas situações temíveis, mais capaz você será de anular essas sensações de medo e silenciar a amídala – a região de seu cérebro que associa medo com aprendizado e memória.

Práticas ajustadas à modificação de pensamentos negativos

Se sua vida é conduzida por pensamentos negativos, ou se você é uma dessas pessoas que sempre espera o pior resultado em qualquer situação, é importante que você comece mais uma vez a reagrupar e reassumir o controle de seus pensamentos. A boa notícia é que você é capaz de se livrar desses padrões de pensamento negativos aprendendo e empregando algumas técnicas fáceis. Vamos discutir agora algumas delas, como desafiar verdades, neutralizar autodiscursos negativos, distrair seus pensamentos e criar afirmações positivas.

Praticar essas técnicas de forma repetida irá, com o passar do tempo, permitir que você treine novamente seu cérebro para trabalhar a seu favor, de modo produtivo e positivo, levando-o a esperar os melhores resultados em todas as situações. Ao estar no controle, você é o único capaz de conduzir seu cérebro a novas maneiras de compreender situações e determinar suas expectativas. É chegado o momento de desligar seu botão de piloto automático e envolver seu cérebro na busca pelo emagrecimento.

TÉCNICA N. 1: DESAFIE AS VERDADES

Você deve ter percebido que possuímos uma tendência a pensar em verdades: "se eu não couber nestas calças, não irei à festa". Ou "se eu não comer de modo tão saudável quanto planejei esta tarde, devo desistir até amanhã". Pensamentos como esses devem ser motivo de riso, pois, quando o pânico diminui, você percebe quão bobo soou. Mas, quando acontecem, esses são tipos de pensamentos unilaterais que resultam em hábitos improdutivos. É importante trabalhar para quebrar esses padrões. A próxima vez que se encontrar em uma situação semelhante, dedique um momento para refletir sobre o que está pensando e desafie aquelas verdades criadas pela sua mente. Então você irá querer tomar nota desses pensamentos para mostrar a si mesmo o quanto sua mente se tornou reduzida ao escrever o futuro antes que ele aconteça. Acima de tudo, você terá extinguido a situação e as consequências relacionadas a elas. Cada vez que você perceber que está pensando no modo "tudo ou nada", dedique algum tempo para fazer uma lista de uma variedade de possíveis resultados. Essa técnica ajudará seu cérebro a criar soluções novas e mais criativas para esses problemas.

TÉCNICA N. 2: NEUTRALIZE O AUTODISCURSO NEGATIVO

Quase todo mundo tem sua versão de autodiscurso negativo: "qualquer um tem mais força de vontade do que eu". Ou "eu simplesmente não consigo resistir a comidas tentadoras". Ou ainda "meus genes não me permitem eliminar peso". Se você for uma dessas pessoas, o momento de enfatizar e abandonar essas vozes interiores e irritantes é agora. Você descobrirá que esses pensamentos tendem a vir à tona quando você está tendo sentimentos de insegurança, como quando você está aprendendo ou experimentando algo novo. Você provavelmente "ouve" essas vozes interiores tagarelando coisas como:

- "Eu não consigo resistir a doces quando eles estão por perto."
- "Eu não sou bom em reduzir porções".
- "Eu nunca ficarei bem nessas calças".

Desafie esses pensamentos diretamente e transforme-os fazendo-os soar mais realistas e positivos:

- "Eu já ignorei doces antes."
- "No Natal passado eu não repeti o purê de batatas."
- "Eu realmente fico bem em minhas calças pretas favoritas."

Repetir esses pensamentos positivos com frequência fará com que sua voz interior lhe apoie em sua busca por resultados favoráveis.

TÉCNICA N. 3: DISTRAIA SEUS PENSAMENTOS

Talvez você seja uma pessoa cujo cérebro está envolto em tantos pensamentos que parece não conseguir se concentrar. Nesse caso, distrair sua mente poderia ser o truque necessário para ajudá-lo a colocar um fim em toda aquela obsessão negligente em relação a coisas sobre as quais você realmente não tem controle ou não consegue modificar.

É fácil mudar: levante-se e *faça* algo – qualquer coisa – que exija sua atenção total. Talvez você tenha um projeto no qual deseja trabalhar ou talvez seja o momento de limpar seu guarda-roupa. Talvez seja a hora do jantar e você possa se concentrar em cozinhar uma refeição saudável, ou tenha algum tempo livre, de modo que possa encaixar uma atividade física. Não importa a que você dedique toda sua concentração, trata-se de algo que distrairá sua mente de modo positivo.

TÉCNICA N. 4: CRIANDO AFIRMAÇÕES POSITIVAS

Não deixe seus pensamentos negativos controlarem sua vida! Em vez disso, faça uma lista de pensamentos positivos para contrapô-los. Essas afirmações positivas devem ser específicas e únicas para cada situação. Certifique-se de que elas sejam detalhadas, de modo que seu cérebro seja capaz de visualizá-las como verdades. Substitua seu pensamento negativo, comum em determinadas situações, por afirmações positivas, como:

- "Foi fácil mesmo me exercitar na academia hoje durante uma hora."
- "Comer uma fruta de sobremesa no jantar realmente me deixa saciado."
- "Foi muito mais fácil do que imaginei passar longe da sobremesa depois do almoço."

Criar afirmações positivas auxiliam o relaxamento de seu cérebro, o que o colocará em uma posição mais saudável para lhe ajudar a seguir as modificações em seu estilo de vida, operando com capacidade máxima.

Dizer essas afirmações repetidas vezes durante todo o dia criará uma imagem mental de sucesso, de modo que seu cérebro ficará feliz por satisfazer seus desejos de perder peso. Ao final, sugerir essas afirmações positivas ajudará a acalmar seus nervos, e mantê-lo no curso de melhores resultados. Siga em frente e teste essas afirmações positivas para as diversas situações de sua vida. Depois relaxe para observar como seu cérebro funciona bem quando você dá ordens para que ele formule o final perfeito.

Tendo criado três afirmações positivas, anote-as em um pedaço de papel e leve-o sempre com você. Quando um pensamento negativo surgir em sua mente, você estará preparado para se defender. Apenas revise suas afirmações e modifique a maneira na qual seu cérebro pensa e reage a essas situações.

Tenha atitudes positivas a partir dos pensamentos negativos

Uma maneira muito eficiente de treinar seu cérebro é permitir que você tenha atitudes positivas. Dessa forma, o tipo de padrão de pensamentos que você deseja alcançar para comportamentos saudáveis será reforçado. A seguir, encontram-se seis passos simples que você pode realizar para tomar atitudes positivas a partir de pensamentos negativos:

1. Destaque tanto os pensamentos conscientes como os inconscientes que possa ter, observando especificamente aqueles pensamentos negativos que estão fazendo sua mente dar voltas e mais voltas, sem nunca levá-lo aonde precisa ir.
2. Neutralize os pensamentos negativos encontrando evidências nas quais você possa se apoiar para contradizê-los.
3. Lute contra seu eu que confia nesses pensamentos negativos.
4. Encontre outra explicação que conteste seu pensamento negativo.
5. Não seja tão crítico, não apenas consigo mesmo, mas também em relação aos outros.
6. Confirme seus pensamentos positivos e determine cenários em que seja possível explorá-los quando necessário.

Em suma, você tem a intenção de:

- Descobrir exatamente por que você se sente triste e/ou pensa e se comporta de formas contraproducentes em relação a seus objetivos.
- Compreender o motivo pelo qual você pensa dessa forma, recorrendo a quaisquer visões obscuras que você tem sobre si mesmo e sobre aqueles que estão ao seu redor - o que podem estar lhe desapontando.

- Modificar os padrões de pensamento negativos e percepções irreais que induzam esses pensamentos.
- Aprender a ser objetivo quando avaliar problemas e circunstâncias.

Agora, pegue seu atual peso e estilo de vida, faça uma lista de pontos positivos para contrariar os negativos e concentre-se para ver intencionalmente as coisas de uma perspectiva mais positiva. Ao fazer isso, você ajudará a treinar seu cérebro a aplicar pensamentos positivos com maior frequência.

Transforme pensamentos positivos em atitudes positivas

Até agora você deve ter tido uma boa compreensão de como é possível treinar seu cérebro na arte dos pensamentos positivos; então este é o momento de seguir em frente e ir para o nível seguinte. Pensamentos positivos são o primeiro passo, mas agora você precisa transformá-los em ações positivas. À medida que começar a tomar atitudes positivas em varias situações, seu cérebro começará a associar seus recursos e o apoiará na transformação de suas ideias em realidade, a fim de ajudá-lo a ser bem-sucedido, perder peso e ficar saudável. Não se esqueça de que seu cérebro está aqui para servi-lo, mas é você, sozinho, que pode empregar sua mente no treinamento de seu cérebro, com o objetivo de emagrecer. Examinemos alguns métodos que você pode utilizar regularmente para ajudar a tomar atitudes positivas.

ASSUMA O CONTROLE DE SEU SUBCONSCIENTE

Não subestime o seu potencial de controlar o que seu subconsciente sabe. A informação adentra seus sentidos, mas isso não significa que você não pode permitir que sua mente consciente diga à sua mente subconsciente como aquela informação deve ser processada. Você precisa escolher intencionalmente uma perspectiva positiva em todas as situações em que se encontrar.

DESTINE SUA CONCENTRAÇÃO A RESULTADOS DESEJADOS

Aproveite suas habilidades de concentração ao máximo e concentre-se em seus objetivos diariamente. Formule uma lista de atitudes que você precisa assumir para atingir seu objetivo de maneira bem-sucedida. Leia-a antes de dormir, todas as noites, e depois mais uma vez pela manhã, ao levantar-se. Notas adesivas são perfeitas para deixar essas mensagens à vista, seja no espelho do banheiro, na geladeira ou em sua mesa de trabalho. Isso ajudará sua mente a transformá-las em realidade, lhe fazendo ajustar-se à obtenção do resultado desejado. Pensamentos repetidos regularmente são abrigados em seu subconsciente e, com o passar do tempo, seu subconsciente reconhecerá e agirá sobre eles como se fossem verdadeiros.

VISUALIZE MENTALMENTE O RESULTADO DESEJADO

Imagens mentais podem (positivamente) enganar seu subconsciente ao pensar que seu objetivo já foi alcançado, por exemplo, visualizando a si mesmo cabendo em sua roupa ou jeans favoritos. Visualizações ligadas a emoções pesam mais, em especial quando estão ligadas a emoções positivas. Uma vez tendo convencido seu subconsciente de que você, na realidade, já conquistou o que queria e de que você é capaz de preservar esses pensamentos, sua mente subconsciente transformará suas crenças em ações. Tenha fé em sua mente, pois ela tem o poder de transformar sonhos em realidades.

OBTENHA CONHECIMENTO ESPECIALIZADO

Para obter êxito na manutenção do peso, você precisa aprender tanto quanto possível sobre vida saudável, inclusive dieta (o que você come ou bebe, não restringir alimentos para reduzir o peso rapidamente) e atividade física. Quanto mais tempo puder investir na busca por fontes confiáveis e no aprendizado sobre saúde, alimentação adequada e exercícios apropriados, mais seu cérebro o fará enquanto você desejar ao ativar essas sinapses e posteriormente produzir novas sinapses relacionadas à obtenção e ao processamento desse conhecimento. Assegurar que o processo de aprendizado é prazeroso ajudará a transformar sentimentos positivos em ações positivas. Em vez de temer o momento de estudo, lembre-se de que essa prática o está aproximando cada vez mais de seu objetivo. Se você deixar que isso o anime, seu cérebro agirá de modo favorável e positivo!

Transforme em realidade

Agora que você descobriu maneiras de transformar pensamentos em atitudes, é o momento de dar o próximo passo. Você precisa pegar seus pensamentos positivos recém-formados e aplicá-los na criação de um plano de ação mais completo, que envie uma mensagem alta e clara de que seu cérebro precisa agir. Eis como você pode fazê-lo:

- Destaque o maior de seus desejos.
- Obsessão! Uma vez estando obcecado em alcançar seu desejo, permaneça assim.
- Seja específico em relação ao que deseja e deixe isso em consonância com suas opiniões.
- Seja persistente com seu(s) objetivo(s).
- Não seja impedido por obstáculos. Encontre maneiras criativas de contorná-los.
- Persevere! Não desista nem se dê por vencido.

Você deseja formar caminhos neurais, então precisa fazer, repetidamente, tentativas conscientes de reforçar seus objetivos. Isso permitirá que seu cérebro se forme e comece a preferir o novo caminho neural, em vez de habitualmente pular para as reações passadas e improdutivas. Demora-se pelo menos três semanas para um hábito novo e saudável ser criado.

Cultive seus pensamentos

Para deixar seus pensamentos florescerem, de modo muito semelhante a um solo fértil, eles precisam ser cultivados. Quando você planta uma semente, quer que ela cresça. Um pensamento plantado em sua mente apenas irá crescer e se fortalecer se o cuidado adequado lhe foi dado. Seus pensamentos podem ajudá-lo a alcançar seus sonhos ou, de modo contrário, levá-lo a se render a seus medos. Para alcançar seu peso saudável, você precisará cultivar a terra fértil de sua mente, eliminar os pensamentos inibidores, plantar sementes substanciosas e depois estar preparado para quando chegar o momento de apreciar os frutos de seu trabalho.

Agora que você dedicou tempo ao cultivo de sua terra, é o momento de aprender mais sobre como ajudar esses pensamentos a germinar. No próximo capítulo você verá o que é necessário para criar sua intenção de emagrecer.

CAPÍTULO 5

CRIE A INTENÇÃO DE EMAGRECER

Princípio: Definir suas intenções ajudará seu cérebro a se concentrar, manter, monitorar e recompensar a conclusão dos objetivos que sustentam a sua busca pela bem-sucedida perda de peso.

O segredo para alcançar o sucesso no que diz respeito a atingir objetivos quanto à perda de peso é ter uma clara definição de seus propósitos, os motivos fundamentais dos quais você deseja obter um resultado. Nesse caso, seu resultado final é perder e manter um peso saudável. Saber o que quer e por que o quer é tão importante quanto o caminho que você seguirá para chegar lá. Na verdade, você sequer pode iniciar sua jornada sem uma compreensão mais profunda de seus objetivos. Isso pode ser diferente para cada pessoa, portanto não se precipite em julgar os outros enquanto toma conhecimento dos propósitos deles. Apenas concentre-se em seu próprio objetivo e saiba que, se seus motivos forem suficientemente bons para alcançá-lo, sua mente o ajudará a conquistar o sucesso.

Para partir em sua jornada rumo a um peso saudável e àquela tão desejada aparência esbelta, as principais perguntas que você deve fazer a si mesmo são:

- Por que eu quero perder peso?
- O que ser mais magro significa para mim?

A resposta a essas duas perguntas o ajudará a iniciar o processo de gerar intenções. Como? O fato de criar intenções específicas para sua busca individual pela perda de peso resultará em seu cérebro seguindo o caminho correto rumo ao sucesso. Não deixe que as intenções de outros impeçam seus planos de emagrecer. É muito fácil ser ofuscado pelos motivos de outras pessoas. Lembre-se: esta é *sua* jornada. Enquanto amigos e familiares estão ali para apoiá-lo na trajetória, incentivando-o quando você passar por cada uma das etapas e eliminar cada quilo, você precisa estabelecer o caminho em seu cérebro baseando-se em seus próprios objetivos.

Intenções verdadeiras

Como discutido em capítulos anteriores, se você visualizar algo com afinco suficiente, seu cérebro interpretará isso como verdade, como se isso já tivesse acontecido. Com isso em mente, você é capaz de perceber que a criação e a retomada contínua de intenções é uma ferramenta poderosa para estabelecer os caminhos neurais necessários para alcançar um peso saudável. Por isso é tão importante criar intenções com seus próprios desejos em mente. Trabalhar visando os objetivos de outra pessoa pode fazer com que o tiro saia pela culatra. Seus propósitos devem ser puros e claros e devem ditar o tom para seus próprios desejos. Isso, por sua vez, permitirá que seu cérebro concentre-se melhor no que você realmente deseja. O teste a seguir o ajudará a iniciar esse processo.

"Eu realmente conheço minhas verdadeiras intenções?"

1. Eu realmente quero perder peso, pois:

A. desejo ter uma vida mais longa e mais saudável.

B. desejo caber em meu jeans preferido novamente.

C. desejo ter mais energia para brincar com meus filhos ou animais de estimação.

D.desejo que as pessoas me levem a sério.

2. Quando se trata de estabelecer objetivos para perda de peso, eu:

A. determino objetivos a longo prazo, talvez com algumas metas de curto prazo pelo caminho.

B. concentro-me em números.

C. incluo minha família como parte do processo.

D. mantenho tudo organizado e traçado, atualizando quando necessário.

3. A melhor coisa de ter objetivos quanto à perda de peso é:

A. manter-me com ânimos positivos.

B. ajudar-me a visualizar os resultados finais e me manter focado.

C. ajudar-me a manter minhas prioridades.

D. oferecer um sistema de pesos e contrapesos.

4. Um típico objetivo de perda de peso para mim seria:

A. notar uma mudança em meu IMC.

B. diminuir um número no manequim.

C. eliminar dez quilos este mês, o que deixa mais fácil continuar ativo.

D. minha perda de peso ser notada por outros.

5. Quando alcanço um objetivo, eu:

A. comemoro meu feito, presenteando-me com algo divertido.

B. compro algo legal para mim.

C. comemoro com minha família.

D. faço elogios a mim mesmo.

Respostas

Se escolheu mais alternativas A, você tem uma boa noção da relação entre peso e saúde. Você sabe que deseja ter uma vida longa e sadia, e que ter um peso saudável é essencial para alcançar esses resultados. Você precisa pensar em quanto o peso influencia em seus sentimentos e em quais metas é necessário se concentrar para chegar a uma condição mais saudável.

Se escolheu mais alternativas B, você sente uma forte conexão entre ter boa aparência e sentir-se bem internamente. Enquanto a saúde pode não ser sua principal preocupação, você sabe que, a longo prazo, ser mais saudável significa que você pode envelhecer com dignidade. Apenas tome cuidado, pois ao se concentrar excessivamente nos resultados visuais, você pode acabar se esquecendo com facilidade de sua saúde interior – igualmente importante.

Se escolheu mais alternativas C, você está focado em sua família e, embora isso seja algo positivo, você deve realmente parar e pensar quanto ela o está influenciando. Você precisa ter certeza de que são os seus desejos, e não a pressão de seus familiares, que o inspiram a perder peso de modo saudável.

Se escolheu mais alternativas D, você tende a ser uma pessoa que gosta de agradar. Quando se trata de perda de peso, você deseja parecer bem e fazer o melhor que puder, especialmente quando o assunto é ser levado a sério no mundo profissional. Fazer os outros felizes, por sua vez, deixa-lhe orgulhoso de suas realizações e lhe permite trabalhar de maneira positiva para manter-se no caminho. Para alcançar seu sucesso máximo, pense em quem você está realmente tentando agradar e por quê.

Identifique sua inspiração

Certa vez, Henry Ford (1863-1947) disse: "Não existe felicidade, exceto quando percebemos que conquistamos algo". As coisas que lhe inspiram o impulsionam em direção a seu objetivo de perda de peso; e essa realização proporcionará a você uma felicidade que será transposta para outros aspectos de sua vida. Tenha em mente que o sucesso acontece quando você está envolvido em um resultado final e que, para obter êxito, você precisa se sentir estimulado. Você não pode simplesmente escolher aleatoriamente uma coisa para se concentrar e obter sucesso com isso. É preciso que essa coisa tenha um significado. O sucesso provém de metas às quais você dedicou tempo e energia, às quais você atribuiu grande importância. Coisas com as quais você se importa resultarão em sucesso depois de algum tempo. Para obter êxito na perda de peso você precisa descobrir o que o estimula ou então o que o está inspirando a emagrecer. Certamente, existe algo que o incentiva a eliminar aqueles quilos extras. Você precisa apenas identificar essas inspirações dentro de si mesmo e encontrar sentido nelas para ser plenamente bem-sucedido em sua jornada para o emagrecimento.

Uma vez descobertos os porquês de seus objetivos de perda de peso (*Por que eu quero perder peso? Por que eu desejo usar aquele jeans? Por que eu quero modificar minha dieta e meu estilo de vida?*), a posterior determinação das verdadeiras intenções para o emagrecimento ocorrerá facilmente. Suas respostas a essas perguntas o guiará para isso. Sua inspiração é essencial para perseguir seus objetivos. Ela não somente estimula o que você faz com seu corpo, como também se torna o foco de sua mente. A inspiração para perda de peso significa que há algo o empurrando, de maneira positiva, para fazê-lo chegar ao seu melhor. Isso influencia sua mente a receber a mensagem de que algo é significativo para você. A inspiração que você tem para perder peso garantirá a clara definição de suas intenções na batalha pelo emagrecimento e, ao final, o ajudará a alcançar os melhores resultados.

CRIE SUA MISSÃO PARA EMAGRECER

Começaremos definindo uma declaração de missão. Isso se assemelha à criação de uma de missão para um negócio, mas, neste caso, tudo diz respeito a você. Almeje algo real, mas que ainda capte quem você é, os valores de sua vida, o que você está pretendendo obter. Isso é mais do que uma simples mensagem que afirma seus objetivos. Pense alto! Trata-se de sua intenção para perda de peso e o que lhe servirá de motivador à medida que elimina quilos e permanece no encalço de seus objetivos. Tendo revisado e refinado suas intenções, escreva-as em uma ficha de 4 X 6 cm e fixe-a em um lugar que você pode ver diariamente, como o espelho do banheiro ou uma porta de seu guarda-roupa.

Definir suas intenções o levará naturalmente ao estabelecimento de objetivos para fazê-lo permanecer em sua busca. É difícil instituir objetivos de perda de peso a curto prazo se você realmente não faz ideia do que o estimula a querer emagrecer. Mas se você sabe quais são seus estímulos, então será levado na direção correta. Estes são os primeiros passos em seu caminho para o emagrecimento, para que você pareça e se sinta da melhor maneira possível. Portanto, definir e anotar suas intenções em uma missão é o primeiro passo rumo à perda de peso, pois declarações desse tipo:

- Permitem que seu cérebro concentre-se no verdadeiro ato de perder peso.
- Restringem seu campo de consciência, o que ajuda seu cérebro a direcionar energia para a eliminação de quilos extras.
- Aumentam sua percepção do que está acontecendo em sua mente.
- Ajudam-no a continuar presente e concentrado nas ações que você precisa executar no momento para ajudá-lo a perder peso.

- Ajudam-no a ponderar o que funciona e o que não funciona.
- Permitem que você veja e indique qualquer resistência possível à perda de peso.

Tenha em mente que as pessoas mudam com o passar do tempo, o que significa que suas intenções também poderão mudar. Mas, por hora, elas auxiliarão seu cérebro a concentrar seus recursos para ajudá-lo a descobrir e maximizar caminhos para o sucesso. Agora que você já sabe como suas intenções afetam sua mente, vamos seguir em frente e discutir a função específica delas em seu cérebro.

Preste atenção em seu corpo

A formação reticular de seu cérebro direciona os estímulos que chegam até sua mente consciente ou inconsciente, agindo como um porteiro. Isso, por sua vez, permite que você se sintonize com qualquer coisa que julgue ser importante. Ao mesmo tempo, é capaz de se desligar de qualquer coisa que você considere não importante. Pode parecer complexo, mas compreender esse processo lhe fará prestar atenção às coisas que ajudarão a perder peso.

Para ativar sua formação reticular, em um esforço de garantir que informações (estímulos) sejam processadas corretamente, concentre-se no que você deseja. Isso significa definir aquilo que você verdadeiramente deseja. Agora é o momento de ser realmente específico. Isso significa saber exatamente o que quer e por quê. Você está no controle. Ao restringir o foco, você envolverá sua formação reticular e ajudará a repelir quaisquer distrações. Manter afastados os pensamentos que não fazem parte daquilo que você julga ser importante e digno de sua atenção garantirá que você esteja plenamente concentrado em seus verdadeiros desejos.

O que o motiva?

Desejar um biótipo magro não diz respeito apenas a um número na balança. Trata-se de saúde, orgulho, autocontrole, ter disposição, sentir-se bem e ter confiança – para nomear alguns alvos motivacionais. Os sentimentos que você tem com relação a ser magro podem ser extremamente complexos. Eles são formados e influenciados por seu histórico familiar de peso, suas percepções culturais sobre peso, crenças pessoais sobre emagrecimento, preferências alimentares e região geográfica. Para ajudar seu cérebro a trabalhar duro para perder peso e emagrecer, identifique o que o motiva e concentre-se nisso. Pense no que ativa seu entusiasmo e o impulsiona rumo a seus objetivos. Fazer isso ajuda seu cérebro a evocar tais motivações quando for o momento de se concentrar em decisões importantes – por exemplo, o que você deve comer no almoço ou recusar os biscoitos que alguém trouxe ao trabalho esta manhã.

UNA O MELHOR DE SUA CONSCIÊNCIA CORPORAL

Se sua consciência é dividida, não é de se surpreender que é quase impossível para sua mente interpretar seus desejos de forma correta. Uma intenção não resoluta não motivará seu subconsciente a fornecer a energia necessária para, de fato, transformar aquela intenção em realidade. Um aspecto essencial para tirar proveito de sua consciência para alcançar seus sonhos é certificar-se de que seus pensamentos são consistentes. Se seus pensamentos tiverem consistência, seu objetivo será mais bem recebido. Por outro lado, se seus pensamentos forem inconsistentes em relação ao que você deseja, isso geralmente acontece quando se muda de modo súbito seus sonhos ou desejos, sua energia será desperdiçada. Isso resultará, então, em um sentimento de derrota; você pode se sentir frustrado e, talvez, até um pouco incomodado. Treine seu cérebro para trabalhar *com você*, não contra você, modelando suas intenções. Você deseja ser claro e consistente, manter seu cérebro concentrado no que realmente deseja. Criar objetivos é a melhor forma de descobrir quais ações e etapas você deverá seguir para se aproximar mais de sua intenção de emagrecer.

Compreenda seus valores

Seu cérebro necessita de peculiaridades, portanto, além de definir suas intenções, você precisará dedicar algum tempo à identificação de seus valores principais – a base de suas intenções que, no final das contas, irá prepará-lo para o sucesso a longo prazo e para uma vida inteira de felicidade. O valor pode ser definido como algo de que você gosta, algo que considera desejável ou algo a que você atribuiu algum tipo de esforço ou preço (embora não necessariamente financeiro). Seus valores centrais são aqueles que proporcionam a base de tudo o que você faz, incluindo os motivos pelos quais você deseja perder peso. Esses valores nos guiam no processo de tomada de decisão e nos previnem de fazer coisas que vão contra o que realmente acreditamos. É por isso que nossas intenções são tão importantes. Saber o que queremos e como obtê-lo depende do que nós valorizamos e gostamos. Trabalhar visando um objetivo de perda de peso, uma boa aparência e sentir-se bem consigo mesmo, por dentro e por fora, tudo isso dependerá de seus valores – o próximo passo para a criação de objetivos atingíveis – e desempenha uma importante função com relação ao que você deseja alcançar.

OS VALORES DIVERGEM

Os motivos para perder peso são diferentes para cada um, e as coisas que você quer bem ou valoriza determinarão como você se comporta em relação à sua perda de peso. Esteja você perdendo peso por causa de sua saúde, de sua família ou de uma carreira bem-sucedida, seus principais valores desempenharão um papel central em estabelecer seus objetivos. Até mesmo valores como honestidade, confiança, trabalho duro e determinação farão parte do modo com que você estabelece seus objetivos. Outros valores centrais podem incluir autonomia, entusiasmo e espiritualidade. Há, de fato, muitos valores diferentes que você pode julgar importantes para você, portanto é interessante que você saiba o que realmente valoriza em sua vida. Tais valores são seus e apenas seus, e é natural que eles sejam diferentes em cada pessoa. Não cometa o erro de permitir que as coisas que outras pessoas valorizam determinem como você se comportará ao determinar seus objetivos de perda de peso.

As pessoas mais bem-sucedidas são as que possuem uma boa compreensão de si mesmas e de seus valores. Este é o motivo de elas serem capazes de estabelecer objetivos realistas e de continuar perseguindo-os até a linha de chegada. Você pode chegar lá também; você apenas precisa pisar com o pé direito e começar a conhecer quais valores deseja e quer seguir.

IDENTIFIQUE SEUS VALORES

Rapidamente, sem pensar muito, tome nota de uma lista de seus valores centrais. Mais uma vez, esses valores podem ser qualquer coisa, desde sua família até independência e honestidade. Anote todos que lhe ocorrer. Continue refinando e trabalhando novamente até que tenha uma lista concreta de pelo menos cinco valores centrais que você conhece profundamente em seu coração e que desempenham um papel essencial em sua vida.

Tendo sua missão quanto à perda de peso (moldada por pelas intenções criadas anteriormente) e seus cinco valores centrais, este é o momento de estabelecer objetivos realistas, sólidos e atingíveis.

Crie objetivos

Aqueles que nunca estabelecem objetivos correm o risco de viver suas vidas sem saber o que poderia ter acontecido. Se você vive dessa forma, simplesmente acabará com um punhado de especulações não respondidas. Você nunca poderá obter êxito sem estabelecer objetivos claros, pois assim não haverá uma maneira de mensurar o seu sucesso. Dito isso, estabelecer objetivos para perder peso não é simples, e você pode vir a determinar objetivos que não podem ser alcançados tão facilmente. Talvez este seja um dos motivos pelos quais você não tenha chegado às suas metas de emagrecimento no passado ou tenha sido incapaz de sustentar todo o trabalho duro necessário no início para perder aqueles quilos. É fácil cair nessa armadilha. No entanto, agora é o momento de usar seu cérebro – e seu corpo – para eliminar o peso de uma vez por todas.

Seja específico e sincero

Saber o que quer é um fator-chave para ser bem-sucedido na perda de peso. Seus objetivos precisam ser específicos e você deve ser honesto consigo mesmo ao estabelecê-los. É totalmente possível criar objetivos grandiosos que, embora pareçam incríveis, podem não ser realistas – você pode estar levando a si mesmo para o fracasso. Visto que todos nós vivemos no mundo real, manter objetivos condizentes com a realidade o ajudará a alcançar melhor o sucesso. Criar intenções baseadas em seus valores centrais e fundadas em sinceridade, tanto consigo mesmo como com suas próprias capacidades, o levará para muito mais próximo do sucesso a longo prazo.

Os objetivos devem ser a meta final, mas a maneira de chegar lá também é importante. Isso marca o mapa que você seguirá durante todo o caminho. Os objetivos funcionam como algo visível, algo que você pode ter às vistas, mesmo à distância. Bem-sucedidos, os objetivos de longo prazo serão a realização de seu peso corporal ideal; objetivos de curto prazo fornecem os pontos importantes ao longo do caminho para se chegar lá. Por exemplo, um objetivo de longo prazo pode ser perder vinte quilos no próximo ano. Para chegar lá você precisará de alguns objetivos de curto prazo no caminho como, por exemplo, fazer pelo menos 150 minutos de exercícios por semana. Saber o que e como conseguir o que deseja envia uma mensagem clara ao seu cérebro, ativando os neurônios relacionados a essa tarefa. Há alguns passos que você pode seguir para criar os objetivos que aumentarão muito suas chances de sucesso. Passemos por eles, um por um.

SEJA PROATIVO

Apegue-se aos aspectos positivos. É sempre desejável ter objetivos positivos. Por exemplo: em vez de dizer "eu quero parar de comer lanches não saudáveis", tente estabelecer seu objetivo dessa forma: "eu escolherei lanches mais saudáveis todos os dias". Seus objetivos devem inspirá-lo a realizar mudanças positivas em seu estilo de vida, promovendo uma vivência saudável, ajudando-o, por sua vez, a perder o peso. Seus objetivos não devem fazê-lo se sentir como se estivesse sendo punido. Além disso, é sempre bom para seu cérebro ser nutrido de pensamentos positivos e estimulantes.

Encontre sentido em seus objetivos

As pesquisas dos últimos anos comprovaram que as pessoas alcançam maior satisfação na vida quando trabalham visando coisas que valorizam, não apenas nos objetivos que trazem prazer ou satisfação a curto prazo. Estabelecer, conscientemente, objetivos que proporcionem reforço positivo e sejam significativos para seus desejos a longo prazo irá, no fim das contas, levá-lo ao sucesso. Estabelecer objetivos ou almejar algo que não é significativo para você pode fazê-lo sentir-se pressionado ou preso a algo com o qual não está verdadeiramente comprometido, o que significa transformar os seus objetivos em uma obrigação em vez de algo que você realmente goste.

Quando você diz a sua mente para parar de fazer algo, você descobre que essa mensagem "gruda" em seu cérebro. Por exemplo, assim que dizem a você para não fazer algo, você imediatamente quer fazê-lo. Alguém já lhe proibiu algo e imediatamente você se viu fixado no que foi dito para não fazer? É assim que funciona com o cérebro. Para evitar colocar-se nessas situações, concentre-se nos objetivos que são positivos e diga para si o que fazer, e não o que se deve evitar.

SEJA ESPECÍFICO E ORIENTADO PELA AÇÃO

Um estudo das doutoras Faryle Nothwehr e Jingzhen Yang, da Universidade de Iowa, mostrou que a perda de peso foi mais facilmente alcançada quando os objetivos a curto prazo eram específicos à dieta e à atividade física. Isso indica que estabelecer esses objetivos específicos é um aspecto importante para se aproximar do emagrecimento. O que isso significa? Que pessoas com mais de uma meta de chegar a um determinado peso obtêm mais sucesso, porque possuem objetivos específicos funcionando a favor de sua vontade de perder peso. Saber exatamente em qual aspecto da dieta e/ou atividade física você está se concentrando lhe trará benefícios que lhe conduzirão a um objetivo de perda de peso mais amplo – seja um número na balança ou como você se sente em uma calça jeans. Em vez de dizer "eu quero perder todo esse excesso de gordura" (o que pode soar uma tarefa tediosa e desestimulante), tente "eu perderei dez quilos no próximo mês" (o que soa muito mais atingível). Ações ainda mais específicas relacionadas diretamente à sua dieta poderiam ser ligadas a comer verduras. Em vez de afirmar "quero comer mais verduras", tente "comerei três porções de verduras por dia". Ou, em vez de dizer "eu quero comer mais fibras", você deve dizer "neste mês eu comerei mais duas porções de grãos integrais todos os dias". Na maior parte do tempo em que se estabelece objetivos sem um plano de ação, você perde seu rumo.

Quando se trata de ações de perda de peso, você deseja se certificar de que seus objetivos estejam relacionados à ingestão de alimentos ou atividade física. Essas duas categorias influenciam diretamente sua perda, seu ganho, ou sua permanência no mesmo peso. Ao focar essas ações você será capaz de estabelecer objetivos realistas que vão ao encontro de seu desejo de perder peso. Ao estabelecer objetivos relacionados às suas ações diárias, você assumirá o controle de seu peso, ao mesmo tempo em que realizará mudanças saudáveis em seu estilo de vida. Esses objetivos também oferecem a seu cérebro um guia passo a passo para a perda de peso, o que torna o sucesso mais fácil de ser alcançado. Além disso, até onde seu cérebro tem conhecimento, cada êxito registrado – não importa quão pequeno seja – é uma experiência positiva, o que, por sua vez, dispara o desenvolvimento de conexões neurais que apoiam realizações mais positivas nos meses e anos vindouros.

Se eles conseguem, você também consegue

O National Weight Control Registry é um banco de dados para pesquisas contínuas que reúne informações sobre como mais de 10 mil pessoas que perderam pelo menos quinze quilos, e não os recuperaram por pelos menos um ano. Observando as principais maneiras de se obter êxito, 98% dos participantes modificaram de alguma forma sua dieta, enquanto 94% aumentaram sua atividade física diária. Você pode notar que essas mudanças permanentes são essenciais para o sucesso a longo prazo e que ter objetivos específicos de dieta e atividade física constituem os fundamentos para o emagrecimento.

CRIE UM CRONOGRAMA

Além de estabelecer um plano de ação, nada é mais importante do que criar um cronograma para seus objetivos. Na verdade, o plano de ação e o cronograma andam de mãos dadas. É aí que as habilidades de organização aparecem e você realmente precisa se concentrar em coisas reais. Perder muito peso em um curto espaço de tempo não só faz mal para a saúde, mas também é irreal. Por causa disso, estabelecer uma meta semelhante a essa como um de seus objetivos pode resultar em frustração extrema ou pior: a recuperação daquele peso perdido. Reduzir o peso muito rapidamente geralmente significa, quando se trata do cronograma a longo prazo, que você terá dificuldades para manter as mudanças que você realizou.

Seus objetivos de curto prazo devem sempre apoiar o sucesso a longo prazo. Isso significa que fazer mudanças drásticas apenas para ver resultados rápidos provavelmente produzirá resultados negativos, pois seu cronograma não era realista. Por exemplo, perder dez quilos em um mês não é realista e, portanto, não é um bom objetivo (nem saudável) de se estabelecer. Assim, uma vez estabelecido um objetivo em mente, trabalhe no cronograma. "Eu quero perder um quilo esta semana". Ou "eu reduzirei minha ingestão calórica diária em quinhentas calorias". Estudos comprovaram que saber para onde você está indo e em quanto tempo você planeja chegar lá irá dobrar, ou até triplicar, suas chances de um resultado final bem-sucedido.

SEJA REALISTA

Confúcio (551-479a.C.) disse: "Nossa maior glória não está em nunca falharmos, e sim em levantar toda vez em que caímos". Quando se trata de seu corpo, ninguém deve ser mais realista do que você, mas isso não significa que você precisa ser massacrado quando pensa na realidade da situação atual. É óbvio que você pode ter ganhado alguns quilos com o passar dos anos, mas isso não deve impedi-lo de fazer mudanças no momento. Ser realista significa saber do que seu corpo é capaz e o que seria considerado saudável para você. Você, e apenas você, pode julgar as coisas com que se sente confortável. Desconsiderar o que é realista para você geralmente pode causar desilusões ainda maiores quando avaliar o progresso dos seus objetivos. Estabelecer objetivos realistas com cronogramas plausíveis o preparará para o sucesso.

Quando você criar seus objetivos iniciais, reserve algum tempo para quebrá-lo em pedaços menores, em conjunto com um cronograma. Quando se trata de perder peso, a maioria de seus objetivos deverão ser mantidos durante muito tempo depois de ter atingido seu peso desejado. Portanto, o cronograma funciona melhor quando você escolhe um objetivo – algo relacionado a mudanças na dieta ou alterações na atividade física – e determina quando você deseja incorporar plenamente essa mudança em seu estilo de vida. Então, simplesmente se atenha a isso até que seus objetivos façam parte de sua rotina diária. Uma vez criado aquele novo hábito saudável, considere desenvolvê-lo e estabelecer um novo objetivo a curto prazo, tornando-se mais saudável no decorrer do processo de emagrecimento.

Certifique-se de considerar possíveis reveses e tenha algumas ideias de como superar obstáculos. Não tome isso como um pensamento negativo, e sim um planejamento para a realidade. É sempre inteligente ter um plano B, pois isso permite que você e seu cérebro não se sintam derrotados quando aqueles reveses inevitáveis acontecerem. Lembre-se: você é humano e amanhã é outro dia. O desejo principal de todo mundo – inclusive seu – é ter uma vida longa, feliz e saudável.

MONITORE SEU PROGRESSO

Monitorar seu progresso é o alicerce para manter-se no caminho de objetivos bem-sucedidos. Sim, estabelecer um prazo oferece a você a oportunidade de permanecer no topo do que está acontecendo, mas registrar aquele progresso – seja em um diário ou em um tipo semelhante de lista contínua – ajudará seu cérebro a se concentrar em sua tarefa. Por exemplo, se você estabelecer o objetivo de tomar o café da manhã até uma hora depois de se levantar, todos os dias, ter um método que o ajuda a verificar seu progresso ajudará seu cérebro a se concentrar para cumprir essa tarefa, garantindo que todas as manhãs você comece seu dia fazendo uma refeição. Reserve um tempo todos os dias, talvez antes de dormir, para registrar seus pensamentos relacionados a seu objetivo e, algum tempo depois, seu cérebro trabalhará duro para lembrá-lo de continuar cumprindo-o.

PRESTE ATENÇÃO EM SEU CÉREBRO

Agora que você retraiu a atenção de seu cérebro, precisa certificar-se de aproveitar essa energia para mantê-lo na linha. Ao final de cada semana, retome seu progresso para verificar se você realmente está no caminho. Mesmo que não tenha atingido plenamente seu objetivo, quando se trata de perda de peso qualquer perda é, de fato, um ganho.

Talvez você deseje tomar café da manhã todos os dias da semana, mas conseguiu comer algo pela manhã apenas em cinco dias. É aí que você precisa prestar atenção em seu cérebro. Utilizando o monitoramento escrito de seus objetivos, pense onde estão os obstáculos e em que você pode se concentrar na semana seguinte para ajudá-lo a alcançar sua meta. Realizar um *brainstorm* para obter novas maneiras de atingir seu objetivo o ajudará em sua jornada. Apoie-se no que você está fazendo e use essas novas estratégias para melhorar na semana vindoura, e você descobrirá que está chegando cada vez mais próximo de alcançar seu objetivo de emagrecer.

RECOMPENSE SEU CÉREBRO

O último passo do processo de estabelecimento de objetivos envolve recompensar a si mesmo. Em vez de se dar recompensas relacionadas a comida – que alimentariam seu corpo –, almeje prêmios motivacionais – os quais nutrem seu cérebro. Pense nisso como um mimo para você mesmo. Lembretes positivos de seu sucesso, mesmo que você tenha chegado a um objetivo pequeno, reforçarão suas intenções e seus valores para seu cérebro, ajudando-o, por sua vez, a chegar àquele objetivo de longo prazo. Por exemplo, permitir-se saber que está orgulhoso de si mesmo e usar linguagem positiva para reforçar o trabalho duro que realizou são maneiras construtivas de lembrar a si de que está indo na direção certa. Talvez você tenha negado uma fatia grande de torta doce que um amigo ofereceu a você no jantar e, em vez disso, comeu um pedaço de fruta. Dizer a si mesmo que fez um bom trabalho resistindo firmemente à tentação é um bom lembrete motivador para permanecer no caminho. Em primeiro lugar, você pode desejar dizer essas coisas em voz alta para garantir que está realmente recebendo a mensagem.

Onde está seu foco?

Para emagrecer, você precisa encontrar as coisas certas para se concentrar, a fim de maximizar seus esforços e evitar cometer erros. A seguir, alguns exemplos de como o foco pode afetar alguém em sua jornada para emagrecer:

- Se você se concentrar em modificar seus hábitos alimentares, seu cérebro fornecerá novas ideias sobre alimentos saudáveis possíveis de serem incorporados em sua dieta. Você conhecerá melhor o que gosta e o que não gosta e empregará esse conhecimento a seu favor.
- Se você se concentrar em aprender sobre boa nutrição, seu cérebro irá aprender a anular a informação coletada em tentativas frustradas de dietas ou práticas de perda de peso que não deram certo no passado.
- Se você se concentrar em atividades físicas, seu cérebro oferecerá novas ideias para o que você pode fazer na academia ou em casa para queimar calorias todos os dias, e divertir-se fazendo isso.

Portanto, em que *você* está concentrado em relação à perda de peso? Você se concentrou nas coisas erradas? Caso tenha sido isso, é essencial trabalhar nas etapas enfatizadas neste capítulo. As chances são de que, quando se trata de perda de peso, parte de seu foco esteja erroneamente direcionado. Não é uma tarefa fácil, especialmente se você estiver concentrado em um número na balança. Em vez disso, concentre-se em como você se sente.

Por que a gratificação imediata frustra seu objetivo?

Não deve ser surpresa o fato de que, ao estabelecer objetivos em seu dia a dia, você se deparará em escolher entre gratificações imediatas ou atrasadas. Ao se deparar com uma escolha de oferta de uma recompensa pequena e imediata (como perder cinco quilos neste mês) e uma recompensa maior depois de certo tempo (perder quinze quilos em seis meses), pesquisas demonstraram que as pessoas seriam mais propensas a escolher a recompensa imediata em vez da maior. Os neurocientistas se referem a esse hábito como "descontar".

No caso da perda de peso, a gratificação instantânea pode colocar sua saúde em risco e resultar em um fracasso a longo prazo. Mudanças drásticas em seus hábitos alimentares e de atividades físicas podem resultar em perda de peso rápida, mas você não conseguirá mantê-los durante o resto de sua vida. Em vez disso, concentre-se em determinar objetivos de curto prazo que o ajudam a realizar mudanças permanentes em sua rotina, de modo que não tenha a necessidade de buscar gratificações instantâneas novamente por meio da dieta. Exatamente como na fábula da tartaruga e da lebre, "devagar se vai ao longe".

Provoque seu lobo da ínsula!

O lobo da é insula é uma parte de seu córtex cerebral que está associada ao processo emocional e à empatia. Essa região pode ser estimulada em resposta a algo desagradável. Quando se trata de pensar sobre perder peso, há uma grande chance de você começar a se sentir desconfortável. Muitas emoções intensas são sentidas ou reconhecidas nessa região – inclusive gratidão e ressentimento –, sentimentos que podem estar associados à perda de peso. Também há pesquisas que comprovam que essa região está relacionada aos vícios, como tabagismo ou drogas, e não restam dúvidas de que os alimentos podem ter o mesmo efeito que essas substâncias no organismo, disparando desejos por comida.

Como seu cérebro se beneficia da intenção e do estabelecimento de objetivos?

Por que não treinar seu cérebro para funcionar em seu nível máximo de desempenho o tempo inteiro, em vez de desperdiçar seu poder cerebral com a falta de concentração? Você pode fazer isso buscando maneiras de maximizar suas chances de se aproximar de seu sonho de parecer e se sentir bem. Quanto mais trabalhar no treinamento de seu cérebro para fazê-lo se concentrar em suas intenções e objetivos, mais ele funcionará a seu favor. Aqui estão algumas maneiras de seu cérebro se beneficiar diretamente do estabelecimento de intenções claras e da determinação de objetivos realistas:

- A intenção deixa claro para seu cérebro que o que você está fazendo é verdadeiro, facilitando que isso ocorra na vida real. A intenção também desperta os "neurônios adormecidos", além de fortalecer e intensificar a ativação das sinapses neurais.
- A intenção é a base para o estabelecimento de objetivos. Isso concentra seu cérebro e mantém ativos todos os neurônios necessários.
- Monitorar suas intenções manterá seu cérebro concentrado na tarefa durante todo o dia.
- A intenção de recompensar reforça o desenvolvimento de caminhos neurais em seu cérebro. Estimula sua amídala de um modo favorável, é claro, conectando prazer à realização do objetivo.

Se você treinar seu cérebro a consolidar novos hábitos saudáveis em seu estilo de vida, ele se acostumará a buscar e reforçar essas oportunidades de recompensa. A recompensa definitiva é obter a perda de peso e caber em suas roupas. Se você treinar seu cérebro para se concentrar no que está trabalhando, e não no que não está fazendo, ele começará a reconhecer com mais frequência os aspectos positivos do que os negativos.

Identificar com clareza suas intenções e concentrar-se nas coisas positivas que você está fazendo a seu corpo as colocará à frente e no centro de seu cérebro. Em resposta, seu cérebro fornecerá a você novas ideias para ser mais feliz e mais magro – e pedir é tudo o que você precisa fazer.

Hora de se concentrar no aprendizado!

Agora que você identificou e clareou suas intenções, além de ter criado objetivos que apoiam e alimentam seus desejos por perder peso, este é o momento de discutir maneiras específicas com asquais você pode ensinar seu cérebro a realizar mudanças sólidas em seu estilo de vida visando o emagrecimento.

CAPÍTULO 6

APRENDA A EMAGRECER

Princípio: Seu cérebro ainda está evoluindo, mas pode reagir de modo primitivo a problemas modernos, portanto, você deve dominá-lo.

Seu cérebro é uma ferramenta fabulosa que você pode usar em sua trajetória rumo à sua perda de peso bem-sucedida, no entanto ele também pode se voltar a uma conexão primitiva, resultando em obstáculos no decorrer do seu caminho. Para ter êxito no emagrecimento, você precisa compreender o modo natural de suas funções cerebrais, e como isso poderia apresentar alguns desafios a seu objetivo de emagrecimento e às etapas pelas quais você deve passar para prevalecer sobre esses obstáculos. Este capítulo fornecerá a você maneiras de se sobressair e dominar seu cérebro primitivo, além de evitar que seus instintos assumam o controle durante sua missão de perder peso.

Nada de pânico

Em qualquer momento durante sua busca pelo sucesso em algo, é natural que o medo assuma o comando (é sua amídala trabalhando), mas é importante não entrar em pânico. O pânico pode parar bruscamente seus sonhos. Não ter certeza ou estar temeroso é capaz de sabotar qualquer progresso que você pode fazer ao modificar seu estilo de vida para emagrecer. Para iniciar, vamos avaliar seu nível de conforto quando se trata de um estilo de vida saudável.

1. Minha educação sobre dietas vem de:

A. cada uma das revistas que leio, todos os noticiários que vejo na televisão e coisas que meus amigos me falam.

B. alguns sites que gosto de ler todos os dias.

C. meu noticiário preferido.

D. sites, livros e revistas confiáveis.

2. Quando inicio um novo plano para perder peso:

A. não tenho uma ideia real do que esteja fazendo.

B. faço o que meus amigos mais próximos ou membros da família estão fazendo.

C. tento ouvir as dicas de meu estômago, mas não presto atenção necessariamente ao que eu como.

D. pesquiso e avalio os prós e os contras de quaisquer mudanças feitas em minha dieta.

3. Quando alguém comenta sobre meu peso atual, eu:

A. não como pelo resto do dia.

B. pergunto a meus amigos o que eles acham de minha aparência.

C. começo uma lista de coisas positivas a meu respeito.

D. penso automaticamente em quais mudanças posso fazer em meu estilo de vida.

4. Quando outros percebem que perdi algum peso, eu:

A. imediatamente penso que deveria comer mais, pois foi muito peso perdido em pouco tempo.

B. penso que posso precisar me vestir com roupas mais folgadas, porque está muito evidente.

C. dou uma espiada no espelho.

D. sorrio e agradeço o elogio.

5. Quando saio para comer, eu:
A. peço o que quiser, de modo que ninguém perceba que estou prestando atenção no que como.
B. peço o que todo o resto está pedindo.
C. peço o que quiser, mas peço uma embalagem para viagem e levo algo para mais tarde.
D. faço perguntas sobre ingredientes e substituições ao garçom.

6. Quando vou ao mercado, eu:
A. apenas vou em horários "incomuns", para que ninguém veja o que estou comprando.
B. escolho alimentos que parecem saudáveis, mas às vezes os devolvo antes de sair.
C. leio e comparo rótulos de alimentos, mas às vezes não tenho certeza do que acabará em meu carrinho.
D. vou preparado com uma lista.

Respostas

Se escolheu mais alternativas A, é provável que seu cérebro seja oprimido pelo medo e não é de se surpreender que você geralmente reaja temerariamente ou encolha-se com o pensamento de fazer uma mudança saudável. Não há necessidade de culpar seu cérebro, pois você é aquele que o instiga. Este capítulo fornecerá a você uma surpresa e o ensinará a acalmar seu cérebro e a ser mais racional no processo de tomada de decisão.

Se escolheu mais alternativas B, você pode ser impulsivo e descobrir que tende a seguir a multidão. Você deve permitir que seu cérebro faça uma pausa ocasional e aprenda novas maneiras de regular seu processo de tomada de decisão. Faça algumas pequenas mudanças aqui e ali, e seu cérebro estará pronto para assumir a função de parceiro.

Se escolheu mais alternativas C, seu cérebro às vezes realmente funciona bem, ativando-se de modo positivo, mas você descobrirá que pode tomar decisões ainda mais sábias com uma compreensão mais profunda do que é necessário para fortalecê-lo – e isso se tornará fácil para você. Seu cérebro está pronto e aguardando para lhe servir.

Se escolheu mais alternativas D, você está exatamente onde deveria estar, sabe o que precisa ser feito para cuidar bem de seu cérebro, e há uma boa chance de seu cérebro já estar à sua disposição – na forma de um estilo de vida saudável. Não obstante, há sempre espaço para melhorias, portanto você se beneficiará de algumas pequenas dicas para o que já está fazendo.

Regiões cerebrais com possíveis problemas

Nada é perfeito, nem mesmo seu cérebro. Embora possa fazer maravilhas por você no dia a dia, ele também pode tomar algumas decisões mesquinhas. Por quê? Porque embora seu cérebro tenha facilidade em lidar com questões primitivas, ele não está sempre em dia com a sociedade complexa e maluca em que vivemos atualmente. Seu cérebro ainda espera ameaças na forma de dentes enormes ou garras afiadas; e uma maneira aparentemente boa de lidar com elas é simplesmente dar as costas e correr ou, talvez, ficar e lutar. Essas reações infelizmente não funcionam da melhor forma quando se trata de realizar mudanças saudáveis, a fim de ajudá-lo a se livrar daquele incômodo excesso de peso. Então vamos identificar como suas habilidades primitivas podem encontrar dificuldades em funcionar no mundo atual.

- Seu cérebro instintivo pode apossar-se de seu cérebro mais desenvolvido, o que provoca a tomada de decisões apressadas baseadas em níveis de emoção intensos.
- Sempre em busca de uma saída fácil, seu cérebro irá procurar maneiras simples de chegar a quaisquer conclusões ao tomar uma decisão com o mínimo de emoção. Esse hábito de escapar pelo jeito mais fácil pode impedir seu

cérebro de incluir novas (e importantes) informações no processo de tomada de decisão – algumas das quais poderiam se adequar ao estilo de vida que você deseja no seu dia a dia.

- A predileção de seu cérebro por árvores de busca – que passa por inúmeras linhas de pensamento para reunir toda e qualquer informação imaginável – significa que você pode, sem dúvida alguma, perder-se em pensamentos e, consequentemente, falhar para tomar alguma atitude.
- Medo, excitação e outras emoções intensas são extremamente estimulantes para seu cérebro. Elas podem ser provocadas por manipulação ou percepção de palavras ou ação dos outros. As emoções podem assumir o lugar do raciocínio normal.
- Seu cérebro pode apresentar comportamentos relutantes à medida que são estabelecidos seus modos, resultando em uma ausência de reações quando surgem novas situações.
- Você pode perder o geral, visto que seu cérebro tem o costume de se concentrar nas coisas restritamente.
- Recompensas imediatas podem acabar lhe atrasando, pois seu cérebro pode se viciar nelas, posicionando a busca por essas recompensas (sejam boas ou ruins) acima de algumas necessidades mais importantes.
- É possível que a pressão do grupo seja um problema, uma vez que seu cérebro pode ser demasiadamente sensível aos pensamentos e às emoções das pessoas ao seu redor, tornando-o vulnerável, fazendo com que isso anule seus esforços para perder peso. Obviamente, isso ocorre no nível inconsciente.

As boas notícias são que, ao longo dos últimos 200 mil anos, seu neocórtex *tem evoluído* para conhecer e vencer os desafios que você deve superar para sobreviver no mundo atual. Seu cérebro é flexível, portanto você tem o poder de estar no controle, direcionando seus próprios padrões de pensamento e ensinando seu cérebro a maneira como *você* quer que ele processe e interprete seus pensamentos. Não devemos esquecer uma informação muito importante: seu cérebro está aqui para servi-lo!

Um não, mas dois cérebros

Muitos anos atrás, bem antes de qualquer civilização moderna se desenvolver, os humanos, exatamente como os animais, eram obrigados a depender dos instintos. Eles usavam seus cérebros para processar informações sensoriais – coisas como uma ameaça iminente de perigo, possivelmente um urso espreitando na floresta ou uma queda na temperatura do ambiente à medida que a noite se aproximava – e acessavam-nas de modo instintivo, geralmente com uma reação de luta ou fuga, por exemplo, virando-se e correndo para outra saída ou buscando alguma maneira de se manter aquecido durante a noite. Você pode ter percebido que os humanos ainda utilizam esse cérebro instintivo todos os dias, e que a informação que você obtém disso pode ser vital quando se trata de fazer escolhas saudáveis. À medida que as civilizações se desenvolveram e se tornaram sociedades mais complicadas e complexas, foi obrigatório que nossos cérebros também se desenvolvessem para acompanhar as exigências do dia a dia. Como resposta, o cérebro compreensivo (especificamente o córtex pré-frontal) expandiu-se bastante, tanto em tamanho como em alcance, e agora desempenha um papel importante no processamento das complicadas situações sociais e culturais nas quais nos encontramos – inclusive aquelas que envolvem decidir quais alimentos comer.

Apenas seja cauteloso, pois ainda é fácil para seu cérebro instintivo assumir o volante e dominar seu cérebro compreensivo, levando-o a tomar decisões afobadas, baseadas em emoções, exatamente como tínhamos de fazer em tempos pré-históricos, em vez de tomar decisões baseadas no conhecimento e na lógica – algo que se tornou necessário apenas nos dias atuais. Dessa forma, fica totalmente a seu critério tomar ciência do perigo que isso apresenta a seus objetivos e desejos, de modo que você possa pegar de volta o controle, permitindo que seu cérebro compreensivo – e não o cérebro instintivo – permaneça no comando quando tomar decisões saudáveis com relação a seu estilo de vida.

Vamos dar uma olhada nas maneiras específicas com as quais seus dois cérebros podem influenciá-lo.

SEU CÉREBRO INSTINTIVO

Exatamente como diz seu nome, o cérebro instintivo é a parte mais primitiva de seu cérebro, o qual é formado pelos gânglios basais e pelo sistema límbico (amídala e núcleos *accumbens*). Lembra-se desses amigos lá do Capítulo 2? Seu cérebro instintivo coleta todas as informações sensoriais (internas e externas) e reage de modo primitivo pra mantê-lo livre de prejuízos. Esse mecanismo e habilidade para agir em reflexo é o que permite a sobrevivência da espécie, pois responde de modo imediato e apropriado às ameaças (por exemplo, aqueles dentes enormes e garras afiadas). Essa é a base da reação de luta ou fuga, que você provavelmente vivenciou pelo menos uma vez em sua vida.

A seguir, algumas características principais de seu cérebro instintivo:

- Ele aceita e depois retransmite mensagens do ambiente externo e é responsável por formar sua "impressão" inicial das coisas que acontecem ao seu redor.
- Seu foco é, principalmente, suas necessidades básicas: a busca pelo que você precisa para sua sobrevivência. Dessa

forma, o foco principal está em evitar situações de alto risco e procurar aquelas que o recompensarão em seus objetivos.

- É subjetivo.
- Não é um fã da incerteza e tende a reestruturar quaisquer possíveis problemas até que seja fácil compreendê-los e agir em relação a eles. Inclina-se mais em direção a um padrão de pensamento "tudo ou nada".

Agora você consegue perceber por que usar apenas seu cérebro instintivo pode frustrar qualquer progresso que esteja fazendo rumo à perda de peso. Escutar essa região do seu cérebro pode parecer seguro, mas talvez sejam essas escolhas que estejam lhe impedindo de atingir seus objetivos de emagrecimento.

SEU CÉREBRO COMPREENSIVO

Seu cérebro compreensivo, também conhecido como cérebro *reflexivo*, é a região mais desenvolvida, especialmente por conter o córtex pré-frontal e áreas associadas. É responsável por receber e processar informações oriundas de seu "outro cérebro" – o cérebro instintivo. Em seus bancos de memória, ele procura informações, conecta situações a lembranças relevantes armazenadas, atribui valor a cada situação e, quando há tempo, pondera todas as possibilidades antes de tomar qualquer decisão.

Aqui estão algumas das características principais de seu cérebro compreensivo:

- Receber e processar informações provenientes de seu cérebro instintivo, depois procurar no banco de memória conexões possíveis para serem usadas no processo avaliativo e permitir classificar novas informações conforme a urgência ou o valor.

- Concentrar-se naqueles processos de pensamento mais elevados (por exemplo, pensamento analítico *versus* simples recordação dos fatos), formando a maior parte do pensamento complexo e analítico.
- Desempenhar uma função de prevenção do que acontecerá, permitindo que você faça planos para o futuro.
- Ser predominantemente objetivo, utilizando fatos para tomar decisões.

Quando comparado a seu cérebro instintivo, é fácil perceber por que apelar a seu cérebro compreensivo pode conduzi-lo melhor a fazer julgamentos sobre comportamentos, tornando-o, dessa forma, mais saudável e mais magro.

Um cérebro primitivo pode ser perigoso em tempos modernos

Não há como escapar. Seu cérebro instintivo pode naturalmente se lançar e assumir a dianteira. Assim que seu sistema límbico (em especial, sua amídala e seu tálamo) captar informações sensoriais externas (imagens, sons, cheiros), essas partes decidirão se esse estímulo é "bom" ou "ruim", em uma fração de segundo. A primeira reação que você vivencia é a de natureza instintiva. Depois, a mensagem é entregue para seu cérebro compreensivo (córtex cerebral) de que a situação está sob controle ou que é necessário avaliar melhor, uma vez que a região instintiva de seu corpo não consegue tirar conclusões sobre o que um estímulo externo em particular significa em relação à sua sobrevivência básica. Essas avaliações iniciais infelizmente são baseadas em milhões de anos de evolução, e é possível que sejam distantes das situações com as quais nos deparamos em nossas vidas modernas. Portanto, você não quer que seu cérebro instintivo controle sua tomada de decisão, especialmente em situações em que tais resoluções estejam relacionadas ao complexo processo de determinar onde, quando e o que comer.

COMO ISSO SE APLICA AO EMAGRECIMENTO

Quando você está tentando perder peso, você provavelmente sabe – e outros certamente lhe disseram – que você tem de evitar depender de seu cérebro instintivo, e sim confiar em seu cérebro compreensivo. Isso nem sempre é fácil, especialmente quando o ambiente envia um disparo emocional (entrar na cozinha em que alguém acabou de assar um bolo de chocolate) ou talvez haja um estímulo interno (você brigou com seu parceiro ou sua mãe) que faz com que seu cérebro instintivo entre em ação.

Quando a situação exigir reflexão mais séria e controle antes de ser executada, isso pode ser perigoso, como nas situações seguintes:

- Decidir o que fazer quando você tem um dia duro no trabalho.
- Comparecer a uma festa que sirva uma refeição completa.
- Decidir onde almoçar quando você esqueceu sua marmita naquele dia.
- Conter-se quando um colega de trabalho traz docinhos para o trabalho em uma manhã de segunda-feira.

São essas ocasiões, e muitas outras circunstâncias semelhantes, quando se permite que seu cérebro instintivo controle os pensamentos, que podem levar às piores decisões quanto à ingestão de alimentos saudáveis e hábitos de atividade física. Quando você permite que seu cérebro instintivo mostre quem manda, você se coloca em um terreno escorregadio. Tendo isso em mente, vamos investigar como você pode invocar conscientemente seu cérebro mais desenvolvido e compreensivo para tomar decisões saudáveis relacionadas a seu estilo de vida.

O apetite e seu cérebro instintivo

Apetite é seu desejo por comida, baseado em reações psicológicas a estímulos externos, em vez de sinais fisiológicos internos em resposta à fome. De modo instintivo, faria sentido que o corpo se saciasse apenas visualizando o alimento ou cheirando-o, principalmente muitos anos atrás, quando a comida era escassa. Ou seja, se o alimento aparecesse na sua frente significaria que era hora de se reabastecer – você não sabia quando aconteceria a próxima refeição. No entanto, em nosso mundo moderno, a comida raramente é escassa e nossos apetites devem ter se acostumado a iguarias deliciosas. A superabundância de alimentos pode disparar uma reação inconsciente que leva seu cérebro instintivo a entrar em ação quando vê ou sente o cheiro de comidas que parecem apetitosas, estando você com fome ou não.

Sente no banco do motorista de seu cérebro

O processo de tomada de decisões resulta em um desequilíbrio no modo de funcionamento de seu cérebro. Pelo fato de seu cérebro desejar que o processo termine, ele naturalmente procura a maneira mais eficaz de retornar a seu estado de equilíbrio original. Além disso, na ocasião em que seu cérebro fica saturado de neuroquímicos relacionados ao estresse, quando não for possível levar o tempo necessário para uma tomada de decisão reflexiva e prudente, ele regressará àquelas reações mais simples e instintivas. Por outro lado, quando você não está sob pressão, é mais provável que ele tenha a reação e a informação necessárias vindas da parte compreensiva. Assim que esse nível de estresse se elevar mais uma vez e seu cérebro compreensivo não reagir de maneira rápida o suficiente, seu cérebro instintivo pode reassumir e cuidar do serviço – o que significa que você continua dependendo das emoções, e não do conhecimento e da objetividade.

É por isso que você deve sempre se demorar algum tempo quando se deparar com decisões importantes e cotidianas sobre o que comer ou sobre como encaixar atividades físicas em sua rotina. Não se apresse e, sem dúvida, não deixe que ninguém o faça por você. Por exemplo, se você está em um balcão para pedir comida e percebe uma fila formando-se atrás de si, você simplesmente dá um passo para o lado ou deixa alguém passar à sua frente para reduzir seu próprio nível de estresse. Atividades para reduzir o estresse, inclusive meditação, exercícios de atenção plena, respiração, visualizações positivas, ensaio mental e controle de pensamento (tudo o que discutiremos no Capítulo 8), ajudarão sua mente a, de fato, fortalecer aquele processo reflexivo de seu cérebro instintivo. Você pode encontrar uma lista mais abrangente de ações que você pode adotar no *Apêndice: Coisas específicas que você pode fazer para ter uma mente magra e um corpo magro.*

Desafie a fixação em padrões de seu cérebro

Talvez você tenha ouvido o ditado: "tudo acontece em trios". Há um bom motivo para acreditarmos tão prontamente nisso, apesar de haver uma pequena prova objetiva de que essa sentença seja verdadeira. Há um módulo, localizado em seu hemisfério cerebral esquerdo, programado para buscar padrões e estabelecer relações causais e conexões, mesmo que não haja nada disso.

Pelo fato de ser predominantemente a tarefa de seu cérebro instintivo, você tende a buscar padrões de modo inconsciente. Então, quando espreita um padrão, seu cérebro geralmente aceita isso como um fato. Por exemplo, quando algo acontece pela primeira vez (você come um *cookie* com gotas de chocolate e depois se pesa, constatando que ganhou cinquenta gramas), seu cérebro questiona se houve causalidade entre esta nova situação e um fato anterior a ela ("se eu comer outro *cookie*, ganharei outros cinquenta gramas?"). Se você comer outro *cookie* e, de fato, ganhar outros cinquenta gramas, seu cérebro tende a reagir em reflexo ("Sim! Eu estava certo!"), e a próxima coisa que você saberá é que seu cérebro pulou para o que parece ser uma conclusão lógica ("Comer um *cookie* faz com que eu ganhe peso"), conectando dessa forma o padrão observado à causalidade. No entanto, em vez de uma reação "Eu acho" vinda de seu cérebro compreensivo, você terá uma do tipo "Eu sei" oriunda de seu cérebro instintivo. Em pouco tempo, você começará a esperar as consequências que você já observou, em vez de processar a informação de modo cauteloso – o que pode criar, de modo não intencional, uma relação negativa com os alimentos.

Por que nos sentimos perturbados com ocorrências aleatórias?
A aleatoriedade é difícil para as pessoas. Estudos comprovaram que as pessoas realmente encontram dificuldades em traçar padrões que sejam genuinamente "aleatórios". Digamos que pedimos que você faça marcas aleatórias em uma linha. Visto que seu cérebro é tão programado para reconhecer padrões, você, na verdade, precisa se esforçar muito, mas muito mesmo para conseguir realmente "parecer aleatório". É mais provável que você acabe criando alguma forma de padrão, apesar de seus melhores esforços em resistir a essa ação. E mesmo que você tenha se saído bem ao criar um verdadeiro padrão aleatório no desenho, há uma boa chance de você pensar que o desenho lembrava um padrão e então alterá-lo, *transformando-o*, assim, em um padrão! É basicamente impossível realizar essa tarefa com êxito, pois nossos cérebros sequer compreendem o aleatório e com o que quer que isso se pareceria.

Identificar padrões e conectá-los com acontecimentos passados ajudou o homem primitivo a sobreviver, e aqueles que procuraram, reconheceram e reagiram a padrões viveram para passar seus genes para a geração seguinte. Isso, por sua vez, reforçou habilidades básicas de sobrevivência em seu cérebro instintivo, que você herdou de seus ancestrais. Infelizmente, estamos sempre à procura de padrões e conexões de modo automático. Isso é agora, basicamente, uma reação inconsciente, e, embora você não consiga desligar o interruptor, poderá aprender a identificá-la quando ela acontecer, e recrutar seu cérebro compreensivo para aniquilar essa fixação de atribuir padrões e significados para algumas coisas que são aleatórias.

REDUZA A TENDÊNCIA À CONFORMIDADE INCONSCIENTE

Encare este fato: a sobrevivência é uma parte essencial da vida cotidiana, portanto seu cérebro deseja procurar padrões. É muito provável que você sobreviva e, consequentemente, seja capaz de transmitir seu material genético. É por essa razão que estamos aptos a vivenciar algo conhecido como "tendência à conformidade", o que significa que traduzimos informações para estar de acordo com padrões já situados em nossos cérebros. Por exemplo, no mesmo cenário apresentado anteriormente, digamos que você come um *cookie*, mas não ganhe peso algum. Em vez de pensar "Ah, talvez eu estivesse errado quanto a comer o *cookie* me fazer ganhar cinquenta gramas", é mais provável que você conclua "bem, eu devo ter feito mais exercício hoje!".

ALIVIE SUAS REAÇÕES EMOCIONAIS

Assim que seu cérebro concluir que as reações são realmente previsíveis, ele responderá com pânico se/quando determinado padrão não for seguido, mesmo que nunca tivesse existido um padrão. Se você reagir emocionalmente, seu cérebro instintivo pode assumir o controle, resultando em pânico desnecessário, preocupação e até no hábito clássico de reagir de modo exagerado. Além disso, seu cérebro instintivo é tão sintonizado com suas rotinas e hábitos que, quando se trata de encontrar similaridades, ele chamará sua atenção quando perceber que algo está diferente ou fora do lugar. Quando algo assim acontece, seu cérebro instintivo realmente pode se irritar e obrigá-lo a interromper a tarefa que você está realizando e concentrar sua atenção em encontrar a causa do pânico.

Saiba que essa parte de seu cérebro anseia por decodificar situações e informações, numa tentativa de tomar conhecimento do ambiente ao redor. Essa parte acredita que pode (e irá) descobrir coisas no mundo. No entanto, uma caça contínua por padrões e justificativas de informações aleatórias e complexas pode resultar em habilidades inferiores de tomada de decisões, inclusive quando decidir o que comer no jantar.

A seguir, algumas dicas de como controlar seu cérebro instintivo quando se deparar com importantes decisões com relação a levar um estilo de vida saudável e emagrecer:

- Tome cuidado com as emoções em si e com a linguagem carregada que elas levam a seu cérebro.
- Não se habitue a vivenciar os mesmos resultados toda vez em que você participar de uma atividade saudável (ou não tão saudável).
- Monitore e limite a exposição a informações que mudam constantemente: evite manchetes de revistas que o seduzam com promessas ou notícias sobre uma nova pesquisa (lembre-se: é necessário mais de um estudo para mudar o curso da ciência).
- Observe fixa e constantemente todos os possíveis resultados finais das mudanças em seu estilo de vida.
- Pare, respire profundamente. Agora pense duas vezes... e então uma terceira vez.

Se situar no momento e processar a informação de uma maneira lógica, mais de uma vez, o ajudará a realizar mudanças racionais e factíveis que poderão ser implementadas e seguidas de modo permanente.

Controle as árvores de busca

As habilidades de seu cérebro dependem de suas capacidades, e seu cérebro só estará bem se suas habilidades de armazenar lembranças, fazer conexões entre informações e compreender questões complexas também o estiverem. Infelizmente, seu cérebro também tem uma predileção por árvores de busca: a onda interminável de pensamentos que reúne todas as informações possíveis e imagináveis e que pode, enfim, levar a uma problemática incapacidade de tomar decisões.

Essencialmente, se seu cérebro tiver recebido uma mensagem e essa for processada, ele pode realizar conexões entre grupos de informações, dividir os neurônios (formando ramos) e conectar-se com intensidade. Quando novas informações surgem e são associadas às informações anteriores, seu cérebro instintivo se ramifica para mais longe. Quando o momento é de processar novas informações, seu cérebro sente que precisa continuar procurando por todos aqueles ramos, de modo que possa encontrar informações que já foram processadas para combinar-se com as novas que estão por vir, até que não sobrem outras regiões para procurar.

É esse processo que faz algumas pessoas serem pegas nos pequenos detalhes, com seus cérebros examinando todo e qualquer ramo até chegar a cada pedacinho de informação, mas, ao final, isso apenas pressiona o cérebro e bloqueia todos os seus esforços de chegar a uma solução. Desnecessário dizer que eliminar esse hábito não é um processo fácil. Com um pouco de tempo e prática, porém, é possível extinguir esse comportamento instintivo, reconhecer qual informação é de fato relevante naquela situação e se livrar de informações desnecessárias. Para evitar perder-se na sobrecarga de informações, você pode treinar a técnica de atenção plena (abordada no Capítulo 8), que o ajudará a concentrar a energia e a atenção no que é basicamente relevante a determinadas situações.

Avalie o risco cuidadosamente

Todos nós temos uma antipatia inerente pelo incerto. Isso origina-se de nossos ancestrais e das consequências com as quais eles se depararam diante dos desafios que lhes ameaçaram a vida. Se eles decidissem mudar para outro local que fosse repleto de predadores ou que tivesse pouca precipitação, as consequências de recursos alimentares restritos ou a ameaça de animais estariam presentes. Esse nível de incerteza significava que seus cérebros estavam sempre em um estado de alerta máximo, como resultado do estabelecimento de uma corrente constante de substâncias químicas em nível baixo que promoviam esse estado de excitação, no qual vivenciavam medo e dependiam de uma reação apropriada a ameaças. Apesar de essas não serem as melhores condições de vida, essa hipersensibilidade garantia altos índices de sobrevivência.

Por que você tem mais poder de decisão quando elimina o medo?
Seu corpo está armado com uma vastidão de substâncias químicas (pense em armas poderosas), tanto positivas como negativas, que o ajudará a passar por diversas situações. Certos momentos em que você está vivenciando raiva, e especialmente ocasiões de pânico e medo, seu sistema límbico (aquela região instintiva) liberará cortisol, o hormônio do estresse. O cortisol dispara um alarme em seu corpo, informando seus sistemas regulatórios de que há uma ameaça, dando início à sua reação de luta ou fuga, resultando no impedimento de sua habilidade de tomar decisões racionais ou de ter quaisquer pensamentos racionais. De maneira oposta, as experiências positivas e as sensações de confiança liberam serotonina no organismo, promovendo um sentimento de calma, permitindo que seu cérebro se acalme e realmente pense de modo lógico. Portanto, a decisão é sua... qual arma você escolhe?

No curso da história, pessoas que se concentrassem em sua segurança e sobrevivência viviam mais do que aquelas que não o fizessem, podendo transmitir esses genes a seus descendentes. Pelo fato de seu cérebro ter o hábito de evitar riscos, seu cérebro instintivo pode tentar assumir o controle, impedindo-o de experimentar coisas novas e modificar hábitos antigos e confortáveis, mesmo que eles não estejam deixando você saudável. O tecido adiposo armazenado passou de um fator de proteção (sobreviver a um período de fome no futuro) para um fator de risco de doenças crônicas, como diabetes e pressão arterial alta. Aprender a assumir novos riscos quando se trata de ficar saudável e permitir que seu cérebro compreensivo entre em ação o ajudará a progredir.

Coloque o medo de volta em seu lugar

O medo não lhe proporciona ânimo ou experiências positivas. Apenas ouvir notícias ruins, seja sobre um crime horrendo, questões financeiras ou um desastre natural, é suficiente para fazer com que uma pessoa mais do que dobre seus cuidados quanto a seus próprios riscos, sem que estejam diretamente relacionados às notícias ruins que ouviram. Por exemplo: ouvir sobre um ataque recente de assaltantes de banco do outro lado do país pode fazê-lo começar a se preocupar, de uma hora para outra, com sua saúde, família ou finanças. Ouvir notícias desagradáveis implanta em sua mente a ideia de que coisas ruins podem acontecer, tornando-o excessivamente suscetível a todas as coisas que o fazem lembrar desses riscos possíveis – até mesmo daqueles que provavelmente não o afetarão.

Não deixe esse medo tomar conta e impedir que você faça escolhas importantes relacionadas a sua saúde. Por outro lado, não deixe esse medo apressá-lo para que crie novos hábitos saudáveis que não sejam bem pensados, pois você pode encontrar dificuldades para segui-los; e fracassar nisso pode ameaçar seu êxito na longa caminhada.

O IMPACTO DO MEDO EM SEU CÉREBRO

Quando seu cérebro instintivo está assustado, o medo ocupa as partes frontal e central, o que impede que seu cérebro realize tarefas relacionadas ao pensamento crítico. Sua amídala, que ativa todas as estruturas quando o medo entra em cena, ignora qualquer outra informação sensorial recebida até que você coloque um fim ao que quer que tenha disparado o medo inicial. Isso começa a causar problemas quando você está vivenciando o medo em um nível inconsciente. Quando isso ocorre, você sequer tem ciência do fato de que seu córtex pré-frontal parou de funcionar, o que poderia resultar em um sentimento de paralisia diante de toda a ansiedade pela qual está passando. Você pode perder toda a concentração e não ser capaz de se concentrar no que parece ser uma tarefa simples do dia a dia. Em vez disso, seu cérebro está superativado, vasculhando ao redor em busca da raiz de seu medo ou de qualquer outra ameaça presente em seu ambiente. Seu cérebro instintivo e primitivo basicamente é colocado em alerta máximo, enquanto seu cérebro compreensivo e pensativo é empurrado para o banco de trás. É complicado desejar ser saudável quando se está paralisado de medo.

Por que é melhor esperar antes de comer um alimento?
Estudos demonstraram que cerca de 50% das pessoas são capazes de reconhecer quando notícias ruins as perturbaram de alguma forma. No entanto, apenas 3% delas de fato admitiram que as notícias que ouvem podem influenciar suas reações a outros riscos. A evidência aponta para a ideia de que nós definitivamente sofremos um impacto quando ouvimos notícias ruins. Se você acabou de tomar conhecimento de notícias desagradáveis, certifique-se de aguardar para tomar qualquer decisão, em especial as relacionadas à alimentação. É desejável que você espere até que suas emoções tenham se acalmado e que haja poucas substâncias químicas relacionadas ao estresse pairando por aí. Seu corpo o agradecerá depois.

COMO SILENCIAR SUA AMÍDALA

Pelo fato de sua amídala concentrar-se no medo, é importante silenciá-la ao tomar decisões. Existem algumas maneiras de fazer isso, inclusive visualização, meditação, ensaio mental, reclassificação e criação de um mantra suave e agradável – que serão discutidos a seguir, nos próximos capítulos. Ter a capacidade de reconhecer quando você está com medo ou quando se encontra em situações que causam temor, mesmo que de modo inconsciente, você está apto a silenciar uma amídala superestimulada. A prevenção de situações de medo e a visualização de resultados positivos – seja por meio de visualização, ensaio mental ou meditação – fornecerão a estrutura neural de que seu cérebro necessita para saber o que fazer quando o medo e o pânico se estabelecerem.

Funciona da seguinte forma:

- Quando você usa **visualização** – técnica de imaginar algo em sua mente –, caminhos neurais são criados, de modo que podem contra-atacar o furor neural instintivo, ajudando a confirmar que aquelas situações futuras (mesmo que vagamente parecidas) aconteçam com maior suavidade.
- **Ensaio mental:** a técnica de praticar um acontecimento ou atividade em sua mente para ajudá-lo a melhorar uma habilidade (isso será abordado no Capítulo 7) auxilia-o a se sentir preparado para qualquer situação que possa ocorrer, aumenta seu nível de confiança e trabalha para o estabelecimento de uma base neural sólida, necessária para você ter êxito.
- **Meditação:** uma prática para ajudá-lo a concentrar sua energia e mente (abordada no Capítulo 8) o leva a um estado de maior consciência, desenvolvendo sua habilidade de perceber medos assim que eles surgem, além de ajudar a manter suas emoções sob controle.
- **Reclassificar** ou dar um nome a uma situação pode influenciar em como você reagirá emocionalmente: quando se deparar com o que você considera um "problema", você

pode começar a se sentir um pouco oprimido por essas circunstâncias. No entanto, caso tenha classificado (ou chamado) isso de "desafio", em vez de "problema", você, como resposta, convocará sua natureza competitiva e logo estará pronto para assumir aquele "desafio" impetuosamente.

- **Meditação afetuosa/bondosa** (ou de autocompaixão) firma emoções positivas e, em situações estressantes, terá um efeito calmante sobre sua amídala.

Empregar essas técnicas o ajudará a compreender plenamente a situação atual e lhe proporcionará a habilidade de lidar melhor com situações relacionadas à tomada de decisões que influenciam em sua saúde e bem-estar, além de seu peso.

NÃO AJA DE MODO ASSUSTADO

As pessoas que vivenciam o sucesso (não importa em qual situação) tendem a evitar o medo e as reações temerosas e concentram-se na utilização de seus cérebros para buscar soluções novas e criativas a seus problemas. Elas não se afundam no pessimismo. Ao contrário, trabalham na solução de seus problemas, exercitam suas mentes e encontram maneiras de superar desafios.

É possível – acredite ou não – reconectar seu cérebro e fazê-lo parar de reagir a situações baseando-se puramente no medo. O medo se esconde em lugares nos quais você sequer nota, o que lhe impede de dar o próximo passo rumo à perda de peso. Talvez você tenha medo do trabalho duro ou esteja inseguro quanto ao que acontecerá quando eliminar os quilos, mas há muitas possibilidades quando se trata do medo de finalmente assumir o controle de sua vida. Ao agarrar-se aos recursos de seu cérebro compreensivo, você é capaz de escapar de reações comuns baseadas no medo e utilizar a evidência disponível para tomar decisões.

Tome cuidado para não ser pego em rotinas neurais

Como discutido anteriormente, seu cérebro tende a se ajustar da maneira que lhe convém, em geral reagindo de modo bastante programado quando vivencia novas situações. Nunca duvide do poder do medo. Ele pode intensificar sua sensibilidade nessas situações novas e piorar as coisas ao liberar hormônios de estresse; ele, enfim, interrompe quaisquer ideias que você possa ter tido antes de seu cérebro intelectual ter a chance de considerá-las. Você corre o risco, então, de entrar em um pânico completo, e qualquer desejo por soluções novas e criativas para seus problemas se reduzirão a pó diante da expansão das emoções. Para piorar a situação, seus gânglios basais têm a capacidade de "recordar" antigos surtos de pânico. Quando seus gânglios basais se ativam excessivamente, tornam-se mais reativos a hormônios do estresse – inclusive o cortisol –, o que significa que utilizarão menos cortisol em cada ocorrência de pânico posterior para que você pule para a condição de fuga ou luta. Como resultado, torna-se difícil para você correr riscos, mesmo quando eles não aparentam ser assim. Por exemplo, esses hormônios de estresse podem dificultar a situação de você preparar uma refeição saudável para sua família, caso não tenha certeza se ela gostará, ou então de programar um final de semana de atividades físicas na academia se estiver preocupado em como você ficará em suas roupas de ginástica.

Se você estiver preso a uma rotina de medo ou pânico, encontre uma situação nova e interessante (ou possivelmente arriscada) para participar, com o intuito de ajudá-lo a aprender a aniquilar seus medos e retreinar sua memória de trabalho de modo a se concentrar em fatos específicos, em vez da reação emocional que acompanha os medos. Se você descobrir que ainda está preso nas garras do medo, pratique métodos de relaxamento (como respirar profundamente, classificar seus temores, desafiar suposições) enquanto aguarda ter um melhor controle da situação e consiga ver as coisas de modo mais positivo.

No devido tempo, com a atenção concentrada e, claro, com a prática dedicada, seu cérebro irá deslizar sobre essa rotina neural, facilitando que você controle seu medo, coloque-o em perspectiva e sirva-se de seu córtex pré-frontal compreensivo no momento exato em que ele for necessário para avaliações críticas.

Compreenda as limitações de sua memória de trabalho

A parte de sua memória que se concentra no aqui e agora chama-se memória de trabalho – cerca de sete fragmentos de informações, sejam palavras ou números, que permanecem facilmente em sua mente ao mesmo tempo por aproximadamente vinte a trinta segundos. Seu cérebro pode estar tão sintonizado com o que está acontecendo aqui e ali, buscando soluções imediatas ou processos semelhantes que ele nunca tem a chance de entrar em ação e permitir que você mantenha um pensamento racional. Veja uma amostra de como sua memória funciona e um pouco de suas limitações:

- Sua memória de curto prazo preocupa-se com os acontecimentos imediatos de sua vida e ainda está processando informações para decidir se alguma delas é digna de ser lembrada.
- Sua memória de longo prazo contém aquelas informações que você decidiu manter por mais de cinco minutos e encarrega seu cérebro com o preenchimento dessa informação, conectando-a a coisas semelhantes.
- Sua memória de trabalho mantém os poucos acontecimentos que você armazena em sua mente a cada momento – que são retidos até que você consiga lidar com os sentimentos de temor que possivelmente está sentindo no momento – de modo que não consegue registrar qualquer outra informação, como sugestões tranquilizadoras.
- Impedir seus gânglios basais de lidar com reações ao medo e ao pânico e permitir que seu cérebro seja tomado por cortisol evita que seu cérebro compreensivo encontre soluções melhores.

Ter uma compreensão das limitações de sua memória permitirá que você dê à sua memória de trabalho o espaço e o tempo necessários para apoiá-lo em uma variedade de situações. Isso até o ajudará a se concentrar na lembrança apenas dos fatos necessários para administrar seu peso com êxito.

Ensine seu cérebro a parar de cometer os mesmos erros de sempre

Como é de seu conhecimento, o cérebro tem o costume de buscar padrões previsíveis, de modo que faz sentido que você pode se ver, repetidas vezes, cometendo os mesmos erros relacionados à dieta e à atividade física. Isso, infelizmente, apenas dificulta seu sucesso rumo à perda de peso e manutenção dele. Você poderia até afirmar que seu cérebro prefere a previsibilidade às ações novas e mutáveis, mesmo que essas mesmas decisões antigas proporcionem resultados negativos.

Não seja vítima disso. Ao contrário, lute com todas as suas forças! Para isso, você precisa fazer com que seu cérebro tenha consciência desses erros. De tempos em tempos, faça uma lista de todos o erros que você cometeu ao tentar modificar seu estilo de vida, para incluir hábitos mais saudáveis. Agora pergunte a si mesmo: "Quais hábitos negativos quanto à dieta e aos exercícios físicos eu tenho e estão ameaçando minha habilidade de perder peso?" Erros como estes podem ser incluídos:

- Não planejar refeições/lanches com antecedência.
- Tomar decisões relacionadas à alimentação muito rapidamente.
- Pensar em um pretexto para não ir à academia.
- Deixar que o medo controle suas escolhas.
- Ignorar problemas relacionados a seu peso.
- Comer como se fosse uma resposta emocional aos problemas.
- Ter receio de preparar refeições mais saudáveis em casa.

Embora os itens listados possam ser diferentes dos mencionados, o registro será útil para dar o próximo passo. Agora que você tem sua lista, decida conscientemente um plano de ação que o ajudará a aprender com esses erros e aumentar sua habilidade em perder peso no futuro.

Em seus lugares, preparar, foco!

Não importa qual seja *seu* foco, ele se tornará o foco de seu cérebro. Você pode treinar seu cérebro a ter pensamentos positivos, eficientes e que levam ao sucesso; ou você pode fazer o contrário e ensiná-lo a se concentrar no medo e na negatividade. A segunda opção o prenderá exatamente onde você não deseja estar, ou seja, bem onde você se encontra – ou em um peso ainda mais elevado. Aquilo a que você leva seu cérebro a se concentrar e como você decide reagir realmente faz diferença. Você controla sua mente, portanto, pode selecionar em que se concentrar: no positivo ou no negativo. Você testará as fronteiras de seu cérebro? Caso não o faça, ele pode responder caindo naquelas mesmas rotinas neurais, mantendo-o focado no negativo em vez de abrir novos caminhos que permitem que você siga adiante e realize mudanças saudáveis em seu estilo de vida.

ATÉ ONDE OS OLHOS CONSEGUEM VER

Pense no que você vê lá fora, no horizonte. É um novo você, mais magro? Deveria ser! Olhe tão longe quanto seus olhos consigam enxergar. Essa mais nova versão de você pode estar meses à frente e, na verdade, não deveria estar simplesmente na esquina. O medo ataca muitas vezes, e meses de distância *realmente* soam como um tempo longo, mas modificar hábitos leva tempo também. Na verdade, levará períodos de tempo diferentes para cada pessoa, então não compare seu progresso com o dos demais. Caso contrário, é provável que você traga aqueles momentos de pânico e o medo (com seu cérebro instintivo) se manifestará em demasia.

Você deseja usar seu cérebro compreensivo para processar a informação necessária para tomar decisões quanto a modificar hábitos do dia a dia, almejando pequenas modificações razoáveis para incorporar no cotidiano. Ao usar seu cérebro compreensivo, você tem mais capacidade de se concentrar nos resultados a longo prazo. Para ajudar a garantir que seu cérebro continue focado nos acontecimentos futuros e não esteja propenso a perseguir gratificações a curto prazo (e de curta duração), experimente estas técnicas:

- Elabore um plano para um estilo de vida saudável que inclua seus objetivos a curto e longo prazos.
- Tome suas decisões quanto a atividades físicas baseadas no que provavelmente o beneficiará a longo prazo.
- Não contabilize sua perda de peso (em quilos por semana ou por mês) em relação às experiências de outras pessoas, pois somos todos diferentes. Isso o obriga a querer perder mais peso mais rapidamente, mesmo que não seja o melhor a longo prazo.
- Não se pese todos os dias.
- Reavalie seus objetivos e escolhas quanto a seu estilo de vida (hábitos saudáveis ou não tão saudáveis) a cada dois meses.

Tome cuidado com tendências a vícios

É natural sentir uma agitação quando você percebe que perdeu peso ou que seu corpo modificou suas formas (por exemplo, caber naquelas calças que você não conseguia vestir na semana anterior), mas isso pode fazê-lo se sentir tão bem que seu cérebro procura oportunidades, quase de modo compulsivo, para recriar aquela agitação. Isso pode resultar em relações negativas com a comida e comportamentos negativos quando se trata de ser saudável. A alegria de ver o número da balança abaixar pode resultar em um desejo por eliminar mais peso em um curto espaço de tempo, o que leva a práticas não saudáveis de emagrecimento. Lembre-se, treinar em excesso, como correr muitos quilômetros muito rapidamente ou exercitar-se na academia duas vezes por dia ou durante muitas horas, pode lesionar seu corpo e até retardar sua perda de peso, pois estressa o corpo e dispara a reação de luta ou fuga.

É importante lembrar que enquanto pode parecer fácil realizar algumas mudanças, é necessário disciplina para mantê-las em seu estilo de vida e não se distrair pelas muitas tentações que o espreitam.

Cuidado! Evite a crença popular

Os humanos são vulneráveis a algo chamado crença popular. Isso ocorre quando você capta dicas verbais e/ou visuais de pessoas ao seu redor. Você basicamente tende a seguir o bando ou "ir com a maré". Mesmo que todo mundo esteja fazendo a mesma coisa, não significa que isso seja positivo ou bom para você. Você embarca nisso sem pesar as consequências e refletir durante um tempo antes de tomar uma decisão sensata e embasada. Talvez nós não vivamos mais em bandos ou tribos, mas este comportamento inato ainda está encrustado em nós. Se você deseja perder peso e mantê-lo longe, cair na armadilha da crença popular apenas o atrasará.

Pode ser agradável saber como uma nova dieta promete perder peso sem modificar a dieta, que novos superalimentos o ajudarão a derreter os quilos ou que há uma cura milagrosa para a obesidade. Essas promessas infelizmente não funcionam. O problema é que muitas pessoas as experimentarão e você começará a ouvir histórias de sucesso. A qualquer momento alguém estará concentrado em observar o que come e iniciará um novo plano de exercícios, de modo que naturalmente estará mais sintonizado com o que está comendo (e é provável que a dieta esteja *exigindo* algum tipo de restrição alimentar) e, não importa o que a dieta inclua, a pessoa eliminará peso. Num primeiro momento, há perda de líquidos, que acompanha uma redução inevitável de calorias; e qualquer redução calórica, não apenas de alimentos de uma lista "mágica", resultará em perda de peso – em especial no início. Portanto, pode soar que essa "dieta" funciona para todos e de fato pode funcionar a curto prazo, mas se seu objetivo é uma perda de peso bem-sucedida a longo prazo, seguir as "dietas" da moda apenas o levará até o ponto em que você descobrir uma nova dieta, mas, quando isso acontecer, muita coisa não terá mudado.

ENTÃO, O QUE TUDO ISSO SIGNIFICA?

Até agora fornecemos a você um monte de informações, e ainda há mais por vir. Então, enquanto não tiver que destinar à memória cada migalha que compartilhamos, você terá muito mais sucesso ao atingir seus objetivos de emagrecimento se compreender como seu cérebro funciona. Você também terá uma consideração maior pelas diferenças entre seus cérebros instintivo e compreensivo. É crucial que ambas as partes funcionem harmoniosamente, equilibrando emoções com o pensamento crítico, a fim de conseguir avaliar suas opções e assim tomar decisões sensatas e embasadas. Simplesmente não se esqueça de que seu cérebro instintivo será rápido ao reagir a quaisquer mensagens emocionais enviadas ao cérebro; e é sempre mais fácil seguir com o instinto do que ativar e envolver seu cérebro compreensivo e analítico.

Conforme abordaremos no capítulo seguinte, há medidas específicas que você pode tomar para reprimir seu cérebro instintivo e fortalecer as capacidades de seu cérebro compreensivo. Então mãos à obra!

CAPÍTULO 7

TRABALHE INTENSAMENTE PARA EMAGRECER

Princípio: Seu cérebro é capaz de crescer em harmonia com suas necessidades, além de também ser estimulado como consequência de suas ações

Até o momento, você aprendeu muitos fatos diferentes sobre sua mente com este livro. Agora, neste capítulo, você saberá mais sobre o fator preguiça do cérebro. Você pode se considerar o único preguiçoso pelo fato de faltar a um treino ou por não se movimentar muito durante o dia, mas se você deixar o cérebro fazer o que quiser, ele sempre buscará a saída mais simples e você sempre chegará à solução mais fácil para seu problema ou situação. No entanto, a saída mais fácil é, em geral, uma reação rápida produzida por seu cérebro instintivo - o que significa que suas conclusões tendem a ser baseadas em emoções, e não tanto pelas informações importantes disponíveis. No Capítulo 6, discutimos como você pode tomar decisões mais racionais baseando-se na lógica. Ao aprender a silenciar suas reações rápidas fundamentadas no medo ou no pânico, você será mais capaz de deixar seu cérebro compreensivo fazer o trabalho, usando a lógica para chegar às suas conclusões.

Agora você pode dar esse passo adiante e aprender a envolver seu córtex pré-frontal com mais frequência, treinando seu cérebro compreensivo a empregar seus recursos e lhe deixar pensar por mais tempo e com maior intensidade. Essa habilidade lhe ajudará a tomar decisões sábias quando se trata daqueles hábitos diários que lhe mantêm oculto sob o excesso de gordura; ou lhe auxiliará a eliminar o excesso de peso e emagrecer. Para isso, você terá de construir caminhos neurais em seu cérebro compreensivo, concentrando-se na razão em vez de permitir que seu cérebro instintivo seja o apoio para tomar decisões importantes e saudáveis.

NÃO FORCE SEU CÉREBRO

No mundo ocupado de hoje, não é raro que seu cérebro trave, fique sobrecarregado e completamente extenuado, mas algumas pessoas o fazem mais do que as outras. Responda a este teste e veja como você está se saindo.

"Eu estou forçando meu cérebro?"

1. Em relação a tarefas múltiplas, eu:
A. não tenho problemas em administrar cerca de cinco coisas ao mesmo tempo.
B. consigo dar conta de duas ou três coisas ao mesmo tempo, e só.
C. sei que me envolvo bastante quando estou trabalhando em duas coisas ao mesmo tempo.
D. nunca faço tarefas ao mesmo tempo quando estou concentrado em algo importante.

2. Eu vejo os e-mails, textos e mensagens que chegam:
A. imediatamente.
B. cerca de uma vez por hora.
C. cinco ou mais vezes por dia.
D. apenas uma ou duas vezes por dia.

3. Quando estou decidindo o que pedir em um restaurante, eu:
A. mal tenho a chance de olhar o cardápio, pois estou verificando mensagens e envolvido em conversas.

B. passo alguns minutos olhando as fotos no cardápio ao mesmo tempo que verifico as mensagens no telefone ou converso com amigos.
C. revejo o cardápio, mas às vezes me distraio com facilidade.
D. concentro-me no cardápio e procuro itens mais saudáveis para escolher.

4. Quando vou ao supermercado, eu:
A. geralmente estou com pressa, atendo o telefone pelo menos uma vez e esqueço alguns itens de que precisava.
B. às vezes estou com pressa e, de vez em quando, me desvio do que preciso, pois algo chama minha atenção, ou sinto vontade de uma comida específica.
C. levo uma lista de itens necessários, mas posso escolher outros se uma oferta chama minha atenção ou vejo alguém comprando alguma coisa que parece boa.
D. vou quando tenho uma lista dos itens de que preciso e a sigo.

5. Quando estou no trabalho, eu:
A. estou ocupado com muitas tarefas ao mesmo tempo e me preocupando com que preciso fazer em casa.
B. escolho duas ou três tarefas mais importantes para trabalhar e, vez ou outra, penso nas coisas que preciso fazer em casa, como o que fazer para o jantar.
C. passo a maior parte do tempo concentrado em uma tarefa e também pensando no que precisa ser feito em casa.
D.concentro-me apenas na tarefa importante do dia e que tenha relação ao meu emprego.

6. Durante a atividade física, eu:
A. penso em todas as coisas que eu deveria estar fazendo, pois é possível que não disponha de tempo suficiente mais tarde.

B. penso em uma variedade de coisas e faço um brainstorming de ideias para as atividades profissionais e da vida pessoal.
C. ouço música, assisto televisão ou leio uma revista.
D. clareio minha mente e me concentro em meus movimentos.

Respostas

Se escolheu mais alternativas A, você simplesmente não está dando uma chance para que seu cérebro seja ativado. Como resultado, você pode se ver lutando para encontrar maneiras para fazer isso no decorrer do dia. Você se tornou a vítima da sobrecarga de informações, o que estimulou em excesso e forçou demais seu cérebro. Suas reações emocionais e ineficiência ao reagir baseando-se em fatos podem ser significativamente melhoradas, mas você precisa dar a seu cérebro a oportunidade de fazer isso.

Se escolheu mais alternativas B, há muitas coisas acontecendo ao mesmo tempo e, sim, seu cérebro sente o peso. Você descobrirá que seu cérebro – e também você – funcionará em um nível mais alto quando suas tarefas diárias estiverem sob controle. Então você poderá usá-lo em sua melhor forma.

Se escolheu mais alternativas C, embora você pareça estar lidando muito bem com sua rotina e não se sinta tão sobrecarregado, na realidade, ainda há muita coisa acontecendo ao mesmo tempo. Você precisa olhar para fora de seu cérebro e certificar-se de que está dando a ele tempo e espaço suficientes que lhe permitam ser bem-sucedido.

Se escolheu mais alternativas D, você tem um bom domínio de suas prioridades e é bem-versado quando se trata de administrar suas tarefas diárias. Como sempre, há espaço para melhorar, portanto, com atenção dedicada a seu cérebro, você descobrirá que pode tomar decisões mais sábias, usando-as para criar um estilo de vida saudável – levando-o um passo à frente de onde você se encontra agora.

O equívoco da multitarefa

Você não pode negar que vive em um mundo em que as múltiplas tarefas (ou, pelo menos, a tentativa de realizá-las) é a norma. Todos estão fazendo alguma coisa ao mesmo tempo que estão fazendo outra. Seu cérebro, infelizmente, é designado a concentrar sua atenção em qualquer tarefa que ele considere mais importante. Em algum lugar no decorrer da história, os humanos decidiram mudar do ato de realizar uma tarefa por vez para realizar várias coisas ao mesmo tempo. Às vezes, você poderá se encontrar realizando mais de dez coisas diferentes ao mesmo tempo, embora isso geralmente produza resultados terríveis (por exemplo, falar ao telefone enquanto dirige).

A verdade pura e simples é que seu cérebro simplesmente não é capaz de se concentrar em mais de uma tarefa ao mesmo tempo. Tecnicamente, você não está realizando tarefas múltiplas mesmo quando pensa que está, pois seu cérebro, na verdade, muda o foco de uma tarefa a outra – você nunca poderá dar 100% de atenção a duas (ou mais) tarefas ao mesmo tempo. Então, por exemplo, se atende ao telefone e fala enquanto dirige, você apenas imagina que está dando atenção a ambas as tarefas. Na verdade, não está. Seu cérebro pode estar concentrado na condução do veículo, mas, assim que a pessoa na linha disser algo que exige uma resposta, seu cérebro retorna à conversa e retirará completamente o foco da condução.

Quanto mais tarefas realizar ao mesmo tempo, menos eficiente ficará seu cérebro. Além disso, também fica mais difícil se concentrar na tarefa mais importante, por isso não é surpresa que as pessoas que usam os celulares enquanto dirigem sofram acidentes de carro. As tarefas múltiplas também aumentarão a demanda de energia em seu cérebro, o que resulta na sensação de esgotamento logo em seguida. É por isso que é essencial evitar quaisquer distrações que possam aparecer quando estiver tentando finalizar uma tarefa que necessite de atenção plena, como uma refeição ou lanche. As distrações, no final das contas, farão com que você realize escolhas alimentares pobres e podem até resultar em uma alimentação irrefletida – ou seja, você pode nunca sequer perceber o que está comendo!

Sobrecarga de informação

Se você já sentiu como se não pudesse tomar uma decisão porque havia opções demais ou muita informação, então é provável que tenha sido vítima da sobrecarga de informação. Por exemplo, talvez você tenha recebido tantas informaçõe sobre quais tipos de exercícios fazer que ainda não saiba quais são os corretos para você. A informação é jogada em nós diariamente em todas as direções. Não é de se surpreender que haja pesquisas acontecendo atualmente que busquem descobrir o que acontece quando você recebe informação em demasia – algo popularmente chamado de "paralisia da análise". Essa condição de sentir-se como se tivesse recebido muita informação tornou-se tão comum que a entrada "fadiga de informação" foi acrescentada em 2009 no *Oxford English Dictionary*. Embora o conceito não seja novo, a sensação de que a sobrecarga de informação faz mais do que simplesmente deixar as pessoas se sentindo exauridas e frustradas, e de que anula a função cognitiva, é relativamente atual. Há pesquisas recentes sobre a ciência da tomada de decisões, as quais mostram que muita informação leva as pessoas a tomarem decisões mais infelizes, e geralmente se arrependem delas mais tarde. Você pode ver por que a sobrecarga de informação proveniente de propagandas de alimentos ou até de cardápios de restaurantes podem, enfim, levá-lo a tomar uma decisão insatisfatória quando se trata de hábitos alimentares.

Toda a informação que entra em seu cérebro oferecerá três opções possíveis para tomar uma decisão: reagir de imediato; transformá-la em uma decisão futura; ou livrar-se por completo dela. Como já aprendemos, sua memória de trabalho mantém, no máximo, sete pequenas informações ao mesmo tempo. Por isso, a informação importante o suficiente para ser mantida precisará ser conduzida à sua memória de longo prazo, uma ação que exige de você um esforço consciente. Enquanto as informações vão se acumulando, seu cérebro começa a lutar para avaliar o que ele precisa manter para o futuro e o que pode ser descartado. Não prestar atenção às informações repetidas e processar o que não será necessário posteriormente restringe seus recursos cognitivos. Quanto mais informações forem recebidas, mais difícil será para seu cérebro desempenhar sua função. Vamos observar algumas repercussões específicas da sobrecarga de informações.

AFETA SUA TOMADA DE DECISÃO

Com o ataque violento de informações lançado em nossos cérebros todos os dias, estamos constantemente pedindo a eles que reajam imediatamente. Mesmo correndo o risco de tomar uma decisão ruim, seu cérebro tentará lidar com a exigência. Se seu cérebro estiver recebendo novas informações para processar, ele tipicamente favorecerá a reação rápida em vez da melhor.

CONFUNDE SUAS PRIORIDADES

A conexão natural de seu cérebro é reconhecer e depois reagir para modificar, o que significa que qualquer informação recebida exige que seu cérebro comece a funcionar imediatamente. Isso ocorre porque seu cérebro tende a presumir que as notícias mais recentes e atualizadas são as mais importantes. O economista comportamental George Lowenstein, da Carnegie Mellon University, Pensilvânia, Estados Unidos, chama esse fenômeno (de concentrar-se mais na informação recente e na avaliação da informação prévia), de "efeito de urgência". Seu cérebro tende a favorecer o imediatismo e a quantidade sobre a qualidade.

REPRIME O VERDADEIRO ESPLENDOR DE SEU CÉREBRO

Se você se permitir ser inundado por uma enxurrada de informações, você terá menos propensão a tomar decisões sábias. Você precisa dar a seu cérebro um tempo generoso para combinar, em um nível inconsciente, novas informações com as já existentes e então fazer novas conexões, conforme necessário. Você pode se cansar de simplesmente pensar em todo o trabalho para processar a informação que é lançada a você todos os dias, mas você pode dar um descanso a seu cérebro ao:

- Estabelecer limites para o fluxo de informação recebido. Tente se desconectar da tecnologia desligando a televisão, a internet e qualquer outra informação que chegue facilmente até você.
- Determinar prioridades. Isso é especialmente útil quando estiver trabalhando em algo que exige sua atenção total. Você não pode fazê-lo durante o expediente e permanecer saudável, tanto física como mentalmente, se não for capaz de dar atenção total a esses projetos.
- Ser sábio ao escolher suas fontes. Com todo o desencontro de informação relacionado a comida, nutrição, exercícios e saúde, certifique-se de olhar uma variedade de fontes, avaliar criticamente de onde a informação está vindo, concentrar-se no que você considera confiável e crível, e esqueça as demais.
- Não pular diretamente para o processo consciente de pesar prós e contras (ou quaisquer métodos semelhantes) quando bombardeado por informações complicadas. Primeiramente, permita a seu cérebro inconsciente a chance de pensar a respeito.
- Determinar o que você considera a informação mais importante necessária para cada decisão; depois se concentrar

especificamente naqueles elementos em vez de cada informação individualmente. Não se esqueça de que você não deve classificar informações baseando-se no momento em que foram recebidas.

Ao seguir essas etapas para minimizar a sobrecarga de informações, você achará mais fácil tomar decisões importantes diariamente.

Prenda a atenção de seu cérebro compreensivo

Uma maneira fácil de prender a atenção de seu cérebro compreensivo e colocá-lo em ação é procurar com afinco evidências que demonstrem que algo é falso, em vez de concentrar-se na busca de provas que sustentem o que é verdadeiro. A natureza de seu cérebro instintivo é evitar a incerteza, portanto, esta técnica lhe ajuda a reformular os problemas, transformando-os em termos fáceis de ser compreendidos. Para garantir que você esteja tomando decisões inteligentes relacionadas a um estilo de vida saudável, é necessário que seu cérebro compreensivo contra-ataque essas reações emocionais que ocorrem quando você cai em métodos instintivos de reagir a situações, sejam elas relacionadas à escolha alimentar ou à decisão de onde ou quando exercitar-se. Quando você se concentra em proporcionar algo *falso* – ou ao menos pensa em algumas maneiras de *possivelmente* torná-lo falso –, você prende a atenção de seu córtex pré-frontal compreensivo e permite que ele utilize todo o seu talento avaliativo.

Por exemplo: se você visitou uma loja que lhe ofereceu uma pílula de "dieta" especial que alega ter sua eficiência comprovada na perda de peso – uma alegação baseada nas fotos do rótulo – seus instintos podem dizer-lhe que isso parece um bom produto para ajudá-lo a perder peso. A alegação animadora pode ser suficiente para fazer com que seu cérebro instintivo lhe diga avidamente para comprar o produto. Contudo, as alegações apenas afirmam que esse produto funcionou para a pessoa no rótulo e os resultados podem não ser típicos para outras, portanto, não há nada lá que diga que você perderá peso também.

Para ter sua parcela justa, o cérebro compreensivo deseja mais informações factuais sobre o produto, o conteúdo e o que mais a pessoa fez durante o período em que tomou aquela pílula "mágica". No entanto, mesmo que você tenha essas informações, sua questão principal se o produto realmente funciona ainda não está respondida.

Seu cérebro instintivo pode se impressionar com o produto, mas, tendo algum tempo para pensar sobre as coisas, seu cérebro compreensivo reconhecerá que não existe essa coisa de pílula "mágica" ou produto "milagroso" para ajudá-lo a perder peso, e mesmo que exista, pode não ser seguro e provavelmente não produzirá resultados a longo prazo. Quando se diz respeito à perda de peso, você deseja ter a certeza de que conseguirá manter o que perdeu, ou seja, de que isso não será apenas temporário.

Como fazer seu córtex pré-frontal aumentar seu desempenho

A melhor coisa que você pode fazer para se certificar de estar tomando boas decisões em situações em que não há muito tempo para pensar é fazer com que seu córtex pré-frontal aumente seu desempenho. Fazer muitas perguntas complementares (não importa quão bobas sejam) é uma maneira fácil de exigir esforço de seu cérebro compreensivo. Se você estiver em uma situação em que não compreendeu a informação que lhe foi dita – seja por um *personal trainer*, um funcionário da academia, nutricionista ou qualquer pessoa que tenha lhe dado dicas relacionadas a saúde – peça que lhe expliquem o que isso significa, em termos simples. Até que você consiga "ensinar" a informação de volta para a pessoa que a transmitiu, você ainda não a compreendeu. Quando se trata de sua saúde e entendimento sobre ela, não existem perguntas bobas.

Quando você está com alguém que dá informações importantes que terão impacto sobre suas decisões quanto a um estilo de vida e hábitos saudáveis, certifique-se de ter pelo menos três perguntas para fazer a essa pessoa relacionadas ao assunto. Estar preparado garantirá obter a informação de que seu cérebro necessita para tomar uma decisão sábia. Quando se trata de conselhos sobre nutrição e saúde, há muita informação falsa ou enganosa por aí. Você deve avaliar a informação para se certificar de que está baseando suas decisões nos fatos corretos e que você compreende exatamente o que precisa fazer para incorporar aquele hábito em sua rotina. Simplesmente não baseie tudo no valor nominal e sempre se lembre de que com informações relacionadas a nutrição, exercícios e saúde, tudo deve ser individualizado; a ideia de "o que serve para um serve para todos" raramente funciona. É óbvio que há muitas outras maneiras de aumentar o desempenho de seu córtex pré-frontal nos momentos em que você toma decisões. Entre elas, incluem-se as seguintes táticas:

SILENCIE SUAS EMOÇÕES

Você não irá querer ignorar suas emoções. Em vez disso, reconheça e descubra maneiras de silenciá-las, de modo que seu cérebro tenha um momento de tranquilidade enquanto processa a informação relevante. Talvez você só precise respirar fundo, ou pode ser mais fácil reconhecer essas emoções e levar pensamentos racionais para o lado emocional, deixando que essas emoções saibam que você ouve suas preocupações, dando a elas um destino. Você pode ter de distrair suas emoções e voltar para dar um destino a elas (e a seu medo) em um momento posterior.

AFASTE-SE DE SUAS EMOÇÕES

Distanciar-se pode ser uma boa ferramenta para ajudá-lo a se separar de suas emoções. Imagine que você está tomando uma decisão para outra pessoa. Como você pode aconselhá-la a agir? Pensar que você tem alguma "responsabilidade" pelos resultados finais de outra pessoa provavelmente enviará um aviso para seu cérebro compreensivo entrar em ação.

PENSE COM MAIS AFINCO

Não se baseie apenas na primeira decisão à qual você chega em uma situação. Pense com mais afinco sobre os resultados finais e as opções que você tem, mesmo se for algo que pareça tão ínfimo quanto decidir o que comer no almoço. Embora seja uma decisão mais bem tomada com antecedência – na noite anterior, se possível –, as coisas às vezes surgem, e então a decisão de o que comer precisa ser tomada conforme a hora do almoço se aproxima. Simplesmente não aceite o que parece como a melhor ideia, pois foi a única que você imaginou. Sempre existirão outras alternativas e opções, então lembre-se de que seu cérebro sempre procura a saída fácil e tende a aceitar a solução mais rápida. Se você não trouxer seu cérebro compreensivo totalmente para o jogo, é provável que você termine com padrões de tomada de decisão instintivos, permitindo até que seu medo guie sua decisão. Pensar com mais afinco – e por mais tempo – se a situação o ajudará a ter as decisões mais saudáveis no final.

NÃO SEJA ENGANADO

As coisas raramente são o que parecem ser por fora – mesmo produtos alimentícios, itens de um cardápio, programas de ginástica, guias de "dieta" e, especialmente, produtos de saúde. Simplesmente porque algo parece saudável não significa que seja mesmo. Há um termo chamado "auréola da saúde", também conhecido como "efeito auréola", que significa simplesmente que a aparência de um item ou percepção de uma palavra dá às pessoas a falsa sensação de que aquilo realmente é bom ou "saudável" para elas. Não seja enganado por alegações que não têm definição ou significado quando se trata de sua saúde ou condição nutricional, tais como "100% natural" ou "feito com grãos integrais" (pode haver grãos integrais, mas apenas em pequena quantidade). Em muitos desses casos, não há definição ou significado verdadeiro para a alegação, mas vê-lo no rótulo dá a impressão de que o alimento é bom para você. Na verdade, esse produto pode não ser tão saudável (embora possa se adequar em uma dieta balanceada). Exemplos desses alimentos "saudáveis" incluem frutas em calda, sobremesas com baixo teor de gordura, mas carregadas de açúcar, e sucos de caixinha com poucos nutrientes além de calorias e açúcar. Apele ao seu cérebro compreensivo para ajudá-lo a evitar ser enganado por produtos aparentemente saudáveis que podem estar sabotando seu sucesso na perda de peso.

DÊ UM TEMPO

Não há necessidade de tomar uma decisão precipitada sobre qualquer coisa, de modo que influencie sua saúde e bem-estar, positiva ou negativamente. Certifique-se de ter um tempo de folga e de realmente pensar nas coisas. Você precisa desse tempo extra para deixar seu cérebro compreensivo assumir o controle e pensar nas coisas racionalmente, baseando-as em fatos. Por exemplo, alguns de seus amigos da academia lhe pedem que se una a eles em uma aula de alta intensidade que ocorre duas vezes por semana. Em vez de entrar nessa e dizer sim, você precisa avaliar se isso é uma coisa que está além de suas habilidades nesse momento ou se é algo que você pode fazer sem correr o risco de se lesionar ao exigir muito de si. Não há dúvidas de que exercícios são uma coisa positiva, mas esforçar-se além de seus limites pode ser perigoso e resultar em uma lesão, que por sua vez pode atrapalhar seus esforços futuros quanto à perda de peso. Dar um tempo e juntar-se aos colegas depois proporcionará a você algum tempo para refletir de modo racional sobre suas opções. Geralmente gostamos de pensar que, se as pessoas que conhecemos fazem isso, então também podemos (reconheça que os humanos tendem a ser competitivos, mesmo que um pouquinho), mas é importante lembrar que todos têm níveis de habilidade e capacidades diferentes quando se trata de atividade física, então é importante sempre considerar isso.

COLETE MAIS INFORMAÇÕES

Certifique-se de ter reunido tanta informação relevante quanto possível para sua situação. Com quanto mais informações você nutri-lo, mais seu cérebro compreensivo terá a capacidade de reagir de modo apropriado. Você pode não encontrar tudo de que necessita; mas contanto que não esteja se baseando no valor imagético dessas coisas, você irá querer encontrar, pelo menos, informações que apoiem ou refutem essas alegações. Não encontrar mais informações pode levar não apenas à tomada de decisões infelizes, mas também a decisões potencialmente perigosas. Por exemplo, digamos que você acabou de ler um artigo em uma revista que alega que um novo suplemento no mercado está ajudando pessoas a perder peso de modo rápido. Isso parece ser uma promessa muito atraente, mas antes de gastar dinheiro em produtos milagrosos, você deve investigar isso melhor. Visto que tudo o que você ingere (alimentos ou pílulas) podem ter impacto em sua saúde, sempre ative seu cérebro crítico e pesquise. Se não descobrir algo imparcial que apoie essas alegações, pode ser seguro presumir que a promessa não é real e seria melhor ignorá-la. A informação é o segredo para se obter saúde e permanecer saudável.

SAIA ANDANDO

Caminhada é um benefício duplo! Ela não somente lhe dá uma chance de deixar sua mente descansar, de dar um tempo do processo de tomada de decisão e de retornar com uma perspectiva nova, mas também o ajuda fisicamente em sua busca pelo emagrecimento. O exercício, não apenas a caminhada, proporciona benefícios tanto para seu cérebro como para seu corpo. Portanto, sair para caminhar sempre será bom de qualquer maneira.

REFLITA DURANTE O SONO

Nem todas as decisões relacionadas a bem-estar, dieta e exercícios podem ser adiadas até o dia seguinte, mas há algumas que podem. Você não vai querer aguardar até o dia seguinte para decidir o que cozinhar no jantar desta noite, porém qual plano da academia escolher ou por qual programa de exercícios começar, pode ser decidido melhor depois de ter uma boa noite de sono. Isso significa que você precisa ter uma boa noite de sono para pensar nessas coisas, não que você deve postergar essas decisões até que, finalmente, não tome atitude alguma. O Capítulo 11 fornecerá mais informações sobre como o sono pode ser importante para seu cérebro e por que "reflita durante o sono" realmente é um bom conselho, particularmente para decisões mais importantes da vida. Isso pode não estar diretamente relacionado a emagrecer, mas pode certamente influenciar suas decisões quanto a um estilo de vida saudável indiretamente. Dormir terá efeitos positivos e, assim como o exercício, também criará uma situação de benefício duplo, pois o sono adequado é necessário para manter um peso saudável e evitar que os hormônios de estresse se elevem.

FAÇA ALGUMAS PERGUNTAS

Quando tomar decisões sobre mudanças saudáveis no seu estilo de vida que irão ajudá-lo a emagrecer, faça algumas perguntas a si mesmo, a fim de envolver seu cérebro compreensivo e ajudar a avaliar melhor suas escolhas:

- Essa mudança irá produzir resultados positivos para minha saúde?
- Esse hábito prejudicará minha saúde?

- Como posso progredir todos os dias para obter êxito nesse novo hábito?
- Quanto isso custará?
- É uma mudança possível?
- Por que estou fazendo isto?
- Posso implementar esta mudança para toda a minha família?
- É apenas paliativo?
- Serei capaz de seguir isto a longo prazo?
- Minha família me apoiará nessa nova mudança/hábito?

Refletir sobre essas questões antes de implementar rotinas e hábitos novos e diários em sua nova vida, e possivelmente na de sua família, dará a seu córtex pré-frontal e cérebro compreensivo a chance de pensar nas decisões e não basear suas ações somente em emoções.

SEU CÉREBRO E AS DECISÕES

Para melhorar suas habilidades de tomada de decisão, você pode melhorar as funções cerebrais específicas para aquela função. Por exemplo: a capacidade de concentração o ajuda a tomar decisões acertadas, pois você precisa ser capaz de se concentrar na tarefa à mão e nos fatos necessários para tomar tal decisão. Portanto, qualquer coisa que fizer para melhorar seu foco, não importa em qual tarefa você está se concentrando (mesmo que seja algo simples como escovar os dentes), eventualmente levará a uma melhora em suas capacidades de tomada de decisão. A notícia boa é que suas habilidades cerebrais são permutáveis; então, desenvolver essa capacidade é um aspecto de sua vida que pode ser fortalecido se aplicado a outras situações. As seguintes funções cerebrais são as principais associadas à tomada de decisão. Pense no que você pode fazer para intensificá-las.

- **Foco:** a habilidade de afastar distrações e concentrar-se na tarefa afeta a forma como você retém informações.
- **Controle de pensamentos:** a habilidade de filtrar e controlar o fluxo de informações que entram e saem do cérebro pode afetar a forma como você pensa.
- **Processamento de novas informações:** a habilidade de compreender novas informações afetará suas habilidades de tomada de decisões.
- **Integração de informações:** a habilidade de formar conexões entre o que já se sabe e informações recém-obtidas afeta a quantidade de informação acessível a seu processo de pensamento.
- **Memória de curto prazo:** a habilidade de manter qualquer informação nova aprendida pode afetar suas práticas de tomada de decisão, em especial se você precisa rotineiramente absorver muita informação e tomar decisões rápidas.
- **Memória de longo prazo:** a habilidade de recordar lembranças do passado que tiveram impacto em como você está ou se sente em relação a seu peso, tanto positiva como negativamente, pode afetar sua tomada de decisão como resultado da quantidade de emoção conectada a essas experiências.
- **Desenvolvimento de novas habilidades:** a habilidade de manter o cérebro ativo e maleável o mantém ágil e influencia com facilidade o desenvolvimento de novas habilidades.

Até o momento você aprendeu – e continuará aprendendo – maneiras possíveis de trabalhar para a melhoria do funcionamento de seu cérebro. No entanto, fica totalmente a seu critério apoiar esse

Sobrecarga de informações nutricionais equivocadas

Entre "auréolas da saúde", percepções sobre produtos alimentares, dietas da moda e artigos de revista, não há dúvidas de que consumidores sentem-se confusos com o que comprar e no que acreditar – ou praticar! Há uma tonelada de informações sobre alimentos e nutrição por aí, e nem todas estão corretas. Deixar seu cérebro ficar sobrecarregado com informações equivocadas apenas causará mais reveses ao tentar perder peso. Pesquisas mostram consistentemente que alimentos com aparência saudável levam consumidores a subestimar o verdadeiro conteúdo calórico e tendem a resultar num consumo excessivo desses produtos. Inundar seu cérebro com essas informações equivocadas e não dedicar tempo para pensar criticamente a respeito tem o poder de influenciar suas decisões nutricionais. Você pode pensar que tomou uma decisão saudável, mas pode estar comendo muito mas do que percebe, ingerindo muitas calorias ou abusando do sal.

aprendizado e colocar as ideias e recomendações em prática todos os dias, para se certificar de que seu cérebro está fazendo tudo possível para você ficar saudável e magro. O trabalho árduo vale a pena – no caso da perda de peso, esse trabalho intenso proporcionará a você uma vida de resultados positivos.

Transforme o trabalho intenso em hábito

Manter seu peso sob controle não é tarefa simples. Como em todas as realizações importantes da vida, exige trabalho intenso. Se fosse fácil, não teríamos a epidemia da obesidade que aflige a sociedade atual. Se você tentou perder peso no passado e pareceu fácil, há uma boa chance de o excesso de peso permanecer longe, mas você pode facilitar esse processo se levar seu cérebro para a equação de perda de peso e treiná-lo para eliminar aqueles quilos extras.

Para emagrecer, você precisa desenvolver um estilo de vida saudável, com ações diárias que influenciam o recebimento e o gasto de energia. Para tal, você precisa se habituar a envolver plenamente sua mente e desafiá-la em todas as tarefas, não apenas naquelas relacionadas às decisões quanto a um estilo de vida saudável. Quanto mais envolver seu cérebro, mais capaz você será de usá-lo a seu favor quando for o momento de contar o peso eliminado. Cérebros preguiçosos, assim como corpos preguiçosos, nunca estão preparados a entrar em ação quando você precisar deles. Com o uso pleno de seu cérebro, mais capacitado ele se tornará. Cada vez que apresentar novas informações ou usar suas habilidades complexas de pensamento, você fortalecerá sinapses existentes e poderá até formar novas. Você, de fato, pode remoldar seu cérebro apenas complementando aquelas desejadas tarefas de um estilo de vida saudável, esforçando-se – assim como incentivando seu cérebro – cada vez um pouco mais. Mantenha seu cérebro desafiado tomando, diariamente, algumas das atitudes a seguir:

- Faça brainstorming de ideias para obter novas maneiras de realizar antigas tarefas.
- De vez em quando, tente iniciar um projeto que esteja fora de sua zona de conforto.
- Aprenda uma nova função de seu trabalho. Esforce-se para aprender mais sobre suas funções e adiante-se no escritório ou na escola. Aspectos positivos em qualquer âmbito de sua vida podem transbordar sucesso na administração de seu peso.
- Aprenda algo totalmente novo – algo que realmente o desafiará.

Faça o que os magros fazem

As pessoas que mantêm o peso permanecem cientes dos passos necessários para manter os quilos mais distantes. Essas pessoas magras não apenas obtiveram êxito na perda de peso, mas também o mantiveram. Analisando os dados da National Weight Control Registry, que acompanha informações em mais de 10 mil pessoas que mantêm o peso, as etapas que essas pessoas seguem todos os dias demonstram que estão concentradas em permanecer saudáveis, e isso faz parte de suas rotinas. Não se esqueça de fazer um esforço consciente e pensar regularmente em seus hábitos diários. Isso é um processo contínuo.

QUANTO TEMPO DEMORA PARA UM HÁBITO SE FORMAR?

Você já deve ter ouvido diversas respostas a essa pergunta. A pesquisa de um estudo de 2009 conduzido por pesquisadores da University College London informa que leva-se, em média, 66 dias para transformar um comportamento recém-adquirido em hábito. Algumas tarefas mais simples, como tomar café da manhã diariamente, podem se tornar um hábito mais rápido; comportamentos mais complexos ou que consomem tempo, como preparar o jantar durante a semana, podem levar um pouco mais de tempo. Considerando-se tudo, de três a oito semanas é uma boa medida para se ter em mente.

O segredo para desenvolver e conseguir criar um hábito é dedicar-se bastante a essas etapas anteriores e, depois, segui-lo, todos os dias, por no mínimo três semanas. Dedicando-se a algo por esse tempo você dará a si mesmo uma chance maior para que o novo hábito permaneça fixo em sua rotina, tornando-se uma parte natural de sua vida cotidiana.

A seguir, algumas dicas:

- Não morda mais do que pode mastigar! Não no sentido literal (embora isso certamente possa ajudar), mas relacionado às suas tarefas ou aos objetivos semanais. Você não precisa fazer muitas mudanças ao mesmo tempo; em vez disso, concentre-se em tarefas simples no início. Então assim que se tornarem hábitos, escolha tarefas mais difíceis nas quais se concentrar.

- Dê a si mesmo as ferramentas necessárias para fazer com que novas mudanças sejam estabelecidas. Se você está tornando a atividade física um hábito novo, por exemplo, certifique-se de ter equipamentos, mesmo que sejam caseiros (até que tenha pesos de verdade, latas de alimentos podem funcionar), acesso a uma academia ou até uma rota delimitada para caminhar em seu bairro.
- Crie uma rotina. Certifique-se de que esse novo comportamento seja praticado na mesma hora, todos os dias, como exercitar-se logo após o trabalho ou escolher o mesmo momento todos os dias para sentar-se para um jantar em família.
- Crie uma lista para ajudá-lo a acompanhar diariamente seu desempenho nessas tarefas.
- Recompense a si mesmo de modo adequado – talvez uma ida ao salão de beleza, um livro novo ou até uma camisa nova –, uma vez por semana, quando fixar os novos hábitos. Certifique-se de não usar alimentos como recompensa.
- Lembre-se, esta não é uma corrida e todos podem ser vencedores; portanto, se você cair dos trilhos, volte diretamente para eles amanhã.

Tente pensar nos hábitos como caminhos que se desenvolvem com o passar do tempo, não como uma coisa que acontece da noite para o dia. Por exemplo, ao descer de bicicleta por um caminho difícil em que você nunca esteve, produzirá rastros mínimos, que talvez você nem seja capaz de notar. Agora, se descer o mesmo caminho todos os dias, você deixará marcas cada vez mais profundas, parecendo que este traçado sempre esteve lá. O mesmo pode ser dito sobre neurônios. À medida que desenvolve novos hábitos, está traçando rastros de neurônios um sobre os outros, fortalecendo tais caminhos até que seu novo hábito esteja tão fortificado em sua rotina diária que se torne natural concluí-lo. Isso não ocorre da noite para o dia e pode levar um pouco de tempo, mas tente e em breve você verá como é fácil desenvolver hábitos saudáveis que lhe permitirão obter êxito na perda de peso. Além disso, você sequer acreditará em como essas tarefas se tornarão fáceis!

Conselho de mãe: sente-se direito!
É incrível, e talvez ainda mais difícil de acreditar, mas seu cérebro exige cerca de trinta vezes mais sangue do que outros órgãos. Então não é de se surpreender que qualquer coisa que você faça para evitar que esse sangue flua impedirá o potencial pleno de seu cérebro. Inclinar as costas comprime duas artérias que têm a função de carregar o sangue proveniente de seu coração, subindo pela coluna espinhal até o cérebro. O ato de arquear os ombros na cadeira, o que muitos de nós faz diariamente no trabalho, corta esse fluxo e, por sua vez, pode resultar rapidamente em pensamentos vazios e esquecimento.

Use o tédio a seu favor

O tédio ocorre quando você esgota o que aprendeu ou pode aprender relacionado a um assunto ou habilidade. Mesmo que tenha gostado dessa tarefa ou atividade no início, seu cérebro eventualmente desenvolve a habilidade necessária para realizar aquela tarefa ou ação específica, até chegar ao ponto no qual você diz (metaforicamente, é claro) que poderia fazer aquela tarefa "dormindo". Seu cérebro simplesmente não é pressionado ao fazer a mesma tarefa repetidas vezes. Sem um desafio ou estímulo, seu cérebro fica preso a uma rotina. Embora isso não seja exatamente o mesmo do que constituir hábitos, o tédio pode rapidamente se transformar em um hábito, se você permitir!

Além disso, o tédio pode se tornar um círculo vicioso e acabar levando a mais tédio. Se realmente deseja manter seus neurônios ativos, você precisa encontrar algo que realmente os desafie. Quando se trata de dieta e atividade física, isso pode incluir modificar seu programa de exercício ou aprender a preparar novas receitas saudáveis na cozinha. Até os momentos de refeições e rotinas de exercícios podem ser tediosos. Qualquer novidade que você faça pode ser vantajosa. A novidade intensifica a sensação de recompensa que você obtém quando os neurônios dopaminérgicos se ativam no cérebro, o que o motivará a ter aqueles comportamentos novos.

Se você pensa que está preso a uma rotina, não fique à toa vendo se isso vai passar. O tédio é um sinal claro de que seu cérebro precisa de estimulação nova ou adicional. Busque coisas que você pode fazer para desafiar a si mesmo, como:

1. Esforçar-se para ser o melhor em tudo o que você fizer, mesmo que a tarefa seja pequena. Comprometa-se a se esforçar ao máximo a todo momento. Isso lhe levará a novos níveis.
2. Identificar lacunas em suas habilidades (talvez gastronômicas ou físicas) e preenchê-las.
3. Sempre se desenvolver, desafiando suas habilidades e capacidades todos os dias.

Não deixe o tédio desanimá-lo. Quando você perceber que está caindo em uma rotina, certifique-se de desafiar a si mesmo. Seu peso pode depender disso!

Exercício mental

Todos os tipos de atletas profissionais, desde jogares de futebol até ginastas, passam de modo rotineiro por um ensaio mental de concentração antes de participar de qualquer competição. Um famoso atleta que empregava abertamente esta técnica era ninguém menos que o grande boxeador Muhammad Ali. Ele criou sozinho uma maneira única de aproveitar o poder de sua mente e usar isso a seu favor antes de entrar no ringue. Antes de despontar, Ali utilizou diversas técnicas de automotivação, como afirmação, visualização, ensaio mental e autoconfirmação, incluindo sua assertiva mais famosa: "eu sou o melhor". Todas essas técnicas funcionavam para manter o seu estado de agitação, com sua mente na luta e o olho no prêmio.

O ensaio mental realmente dá resultados saudáveis?

Em um estudo recente realizado na McGill University, em Montreal, Canadá, Knäuper e sua equipe observaram estudantes do primeiro ano da universidade e verificaram quais influências positivas provenientes de técnicas cerebrais poderiam ser usadas para aumentar o consumo de frutas naqueles estudantes que apresentavam baixa ingestão. O grupo de controle apenas utilizou mensagens de intenção diariamente para ajudá-los a constituir esse hábito saudável (apenas repetindo seu objetivo). Os demais grupos receberam diversas técnicas, inclusive implementação de intenção (dizer o objetivo e também escrever um plano específico), imagem mental (dizer o objetivo, mas também imaginar-se tendo o comportamento), e ao grupo final foi solicitado fazer a imagem mental combinada com a intenção de implementação. Então, o que eles descobriram sobre a ingestão de frutas nesses estudantes universitários? Imagens mentais (ensaio mental) realmente aumentou a ingestão de frutas desses estudantes, e ainda mais quando comparados com a intenção de implementação. Observar-se tendo o comportamento saudável o ajudará a alcançar melhor seus objetivos.

Então isso funcionou mesmo para Muhammad Ali? Pode apostar que sim! Ele era um lutador de alto nível e concentrava-se exatamente no que desejava obter. Ele usava essas frases e afirmações não apenas para animar a si, mas à imprensa também. Mais importante: ele a usava para entrar na mente dos oponentes e intimidá-los. É óbvio que era um grande show feito para o entretenimento, mas Ali, mais do que isso, estava criando para si uma imagem mental muito clara do que desejava alcançar.

A primeira identificação da habilidade do cérebro em aplicar "codificação dupla" no processamento de informações verbais e não verbais ao mesmo tempo foi observada pelo psicólogo Allan Paivio, professor emérito da University of Western Ontario. Ele descobriu que a prática mental faz para o esporte exatamente o mesmo que a prática física quando se trata de coisas como ritmo e padrões. Atletas usam isso com regularidade como um modelo de treinamento aceito para auxiliá-los a aprender e melhorar suas habilidades. Como Ali, você pode se preparar mentalmente utilizando as técnicas que iremos apresentar

VISUALIZAÇÃO NÃO É O MESMO QUE ENSAIO MENTAL

Enquanto alega-se muitas vezes que o ensaio mental é o mesmo que visualização, eles são, na verdade, diferentes. Com a visualização você pode ser visto separadamente da ação, como se estivesse assistindo a si do lado de fora. O ensaio mental vai um pouco além – para funcionar, você precisa criar em sua mente uma imagem muito forte de estar realmente diante da situação. Enquanto hábitos alimentares não são tratados como esportes de competição, aprender essa técnica de treinamento pode fazê-lo ficar em excelente forma para entrar adequadamente no "ringue" na hora da refeição.

Como sempre, a ciência está envolvida em perceber exatamente o que acontece e, nesse caso, pesquisadores determinaram que o cérebro pode dizer as diferenças entre um pensamento e uma ação.

Pesquisadores analisaram um grupo de esquiadores e os conectaram ao equipamento de eletromiografia, que mede os impulsos elétricos que seus neurônios motores enviam aos músculos específicos necessários para aquela atividade. Os pesquisadores observaram a atividade neural vivenciada pelos esquiadores quando realmente estavam descendo uma colina, mas também observaram isso quando eles estavam ensaiando mentalmente a mesma ação. Os pesquisadores descobriram que os cérebros dos esquiadores reagiam da mesma forma se os indivíduos estivessem apenas pensando na ação ou se de fato a estivessem realizando. Até o imaginar da ação resultou nas orientações mentais idênticas enviadas dos cérebros para seus corpos, como quando estavam fisicamente realizando a ação.

De modo semelhante, a pesquisa que utilizou um eletroencefalograma, uma ferramenta que mensura a atividade elétrica no interior do cérebro, produziu resultados comparativos. A atividade elétrica criada pelo cérebro é a mesma de quando você está apenas pensando sobre realizar aquela ação ou se você estiver de fato realizando-a fisicamente. Tendo por base essa pesquisa, cientistas teorizaram que o ensaio mental cria os verdadeiros caminhos neurais de que você precisa para realizar a ação verdadeira. O ensaio mental pode treinar o cérebro para fazer tais ações ocorrerem com maior facilidade quando se tratar do momento de participar dessa ação. Isso significa que há esperanças, mesmo quando se trata de decisões difíceis relacionadas à alimentação, e até de ter rotinas de exercício físico acima da média. Tudo isso se baseia em como você utiliza seu cérebro.

Você pode não estar no mesmo nível competitivo de um atleta, mas as mesmas habilidades de treinamento ainda são relevantes. Exatamente como um atleta que realiza ações repetitivas no treinamento, o mesmo serve para você, visto que tem de comer (e fazer escolhas alimentares) todos os dias. Durante o desempenho de um atleta, o cérebro dele libera neurotransmissores que sinalizam aos músculos de um caminho específico, estimulado-os. Essas substâncias químicas produzidas permanecerão durante um tempo curto, então qualquer estímulo futuro que ocorra naquele mesmo caminho será benéfico, visto que há alguns efeitos duradouros das conexões anteriores. Essa prática repetida apresenta a base elétrica; e uma vez que o cérebro não consegue diferenciar o fazer de fato ou o simples pensar, o ensaio mental pode fazer o mesmo e fixar aquela estrutura elétrica, exatamente como a prática física efetiva. Portanto, quando for o momento de realmente executar a ação, você estará no auge de sua estratégia, e seu corpo, a postos, exatamente como você ensaiou!

Eu posso me exercitar sem ao menos me mexer?
Parece que sim. Guang Yue, psicólogo que trabalha com atividade física na Cleveland Clinic Foundation, Estados Unidos, analisou pessoas que não eram atletas e que tinham o hábito de ir à academia regularmente, em comparação com não atletas que empregavam a técnica de ensaio mental para visualizar as atividades físicas. O resultado foi que pessoas que frequentavam a academia aumentaram a força muscular em 30%, mas aquelas que apenas se exercitavam em suas mentes também aumentaram sua força muscular – os quais, quase 50% realmente faziam exercícios físicos. Os participantes do estudo cujas idades variavam de 20 a 35 anos simplesmente imaginavam a flexão de um de seus bíceps, fazendo isso o mais forte que conseguiam, cinco vezes por semana. Uma vez confirmado que eles não estavam realizando nenhuma atividade física, os pesquisadores notaram um aumento muito surpreendente de 13,5% tanto no tamanho como na força muscular. Ainda mais impressionante: isso levou apenas algumas semanas, e os efeitos duraram três meses desde o momento em que a visualização ocorreu. Você ainda tem de ir à academia para ajudá-lo a perder peso, mas em seu tempo livre você pode exercitar os músculos por conta própria e estar mais bem preparado para trabalhar intensamente quando praticar exercícios.

Para resultados mais eficazes, seu ensaio mental é mais bem feito durante um estado de meditação, no qual você atingiu níveis máximos de concentração e consciência. Quando você evoca pensamentos do acontecimento futuro, desenha a imagem mental para inclui-lo exatamente no meio de toda a sua glória (sucesso na ação intencionada). Certifique-se de levar todos os cinco sentidos enquanto visualiza cada parte da tarefa que você terá de completar, até o último detalhe. No centro de sua imagem mental deve estar aquele momento especial quando você obtém êxito em atingir seu objetivo, incorporando a sensação boa que se tem ao chegar ao topo, e até imaginar que seus maiores incentivadores estão lá o encorajando. É necessário realmente sentir a experiência, exatamente como se de fato estivesse acontecendo com você naquele instante.

Hora de reforçar seu foco e habilidades de memória

O cérebro tem muito o que fazer todos os dias, além de receber muita informação. De acordo com cientistas, a cada cem informações que recebemos, apenas nos lembraremos de uma. Seu cérebro tem um filtro que peneira a informação em suas memórias de trabalho e de curto prazo, descartando aquelas mensagens que aparentemente não são vitais. Infelizmente, deixar seu cérebro realizar toda a ação no processo pode ser arriscado, pois ele baseará essa determinação no foco anteriormente instruído. Então, a menos que você trabalhe ativamente para reprogramar seu cérebro e o faça dar atenção a novas informações recebidas, ele não saberá qual informação você realmente precisa armazenar, ou qual você precisa conectar com informações armazenadas anteriormente.

CORRENTES ALTERNADAS

Como você aprendeu anteriormente neste capítulo, embora pareça que seu cérebro é capaz de se concentrar atentamente em várias coisas ao mesmo tempo, a verdade é que isso não é possível. Por essa razão, é tão importante se concentrar em cada tarefa individualmente e não fazer mais do que uma coisa por vez. Isso também se aplica a se alimentar e fazer compras, tarefas que realmente exigem atenção plena. Não dar a si mesmo a concentração apropriada para completar todas as tarefas que influenciam sua própria saúde dificultará muito mais para você perder o peso e mantê-lo a longo prazo.

O PROCESSO DE APRENDIZADO

Tire uma fotografia mental

Para se lembrar de algo, você precisa criar uma imagem mental extensiva. Preste atenção a todos os mínimos detalhes e ensaie o que aprendeu, a fim de fortalecer sua memória. Volte no tempo, para quando você estava na escola, e pense em quando você estava memorizando acontecimentos. É a repetição e a necessidade de lembrar a informação que se torna uma parte comum de seu dia na escola. Use essas mesmas técnicas (ver, ouvir, anotar e repetir) para encorajar as habilidades de sua memória. Ter boas habilidades de memória lhe ajudará no processo, certificando que você tenha mais capacidade de relembrar e utilizar todas as alterações saudáveis que deseja implementar em seu dia a dia.

Há três estágios distintos quando se trata do desenvolvimento da habilidade para realizar uma tarefa específica: aprender, reter e transferir.

- **Aprender:** ocorre quando você consegue repetir um comportamento novo, praticamente o mesmo, logo depois que você acabou de aprendê-lo. Por exemplo, ensinaram-lhe que 1 + 1 = 2 e então a professora pede a você que diga que 1 + 1 é igual a? Bem, aí está! Você acabou de aprender algo, porém isso não significa que a informação seja útil, a menos que você seja capaz de lembrá-la e depois aplicá-la a outras circunstâncias.

- **Reter:** ocorre quando você é capaz de repetir um comportamento recém-aprendido ou consegue utilizar a informação aprendida em circunstâncias diferentes. Por exemplo, você reteve suas habilidades de adição com 1 + 1, e quando lhe perguntaram mais tarde o resultado, fazendo algo completamente diferente; e você foi capaz de dar a resposta correta.
- **Transferir:** ocorre quando você é capaz de conectar informações novas a antigas, ou a seu aprendizado futuro. Isso se dá quando você reconhece um padrão que combina com o que já aprendeu. Portanto, algumas semanas depois, você está em outro lugar, fazendo alguma outra atividade, e decide que quer uma banana; outra pessoa, então, diz que também quer uma. Você pensa nisso e percebe que precisará pegar duas bananas na cozinha.

Está claro que isso tudo é diferente – é por isso, por exemplo, que você é capaz de aprender a dirigir um carro em condições climáticas boas, mas pode ter dificuldades quando estiver chovendo. É por essa razão também que você tem mais facilidade em recrutar fatos matemáticos aprendidos no passado, na época da escola, mas nem sempre consegue converter medidas com facilidade na cozinha.

Seu cérebro é mais eficiente quando você assimila a etapa anterior do processo de aprendizado, antes de partir para o nível seguinte ou começar algo novo.

E por falar em começar algo novo...

Finalmente, chegou o momento de aprender a arte da atenção plena e sua meditação, duas práticas consideradas como poderosos agentes de mudanças que lhe ajudarão a emagrecer, melhorando suas habilidades cerebrais. Então, sigamos em frente!

CAPÍTULO 8

MEDITE PARA EMAGRECER

Princípio: Focar seus pensamentos na regulação de suas emoções por meio de técnicas da meditação pode ajudá-lo a controlar uma amídala superativada e incômoda, sempre intensificando a habilidade de seu córtex pré-frontal de se concentrar em níveis máximos.

Para começar, façamos uma viagem de volta no tempo. Vamos visitar uma época em que as coisas eram mais simples e a obesidade não representava um problema. Não era tão complicado limpar a mente e concentrar-se, afastando-se do mundo ao nosso redor. Retornando àquele período singelo, milhares de anos atrás, o budismo se desenvolveu e com ele veio uma das técnicas mais eficientes que usamos atualmente para ajudar a treinar seu cérebro: a atenção plena, a ideia de viver no "aqui e agora". O próprio Buda detalhou os princípios que guiam a atenção plena e, nos dias atuais, monges tibetanos ainda seguem seus ensinamentos e a praticam, o que leva a resultados positivos em suas mentes e corpos. Essas mesmas técnicas são objeto de pesquisas no campo da neurociência. Com base nessas pesquisas, há um número maior de neurocientistas que concordam que a meditação de atenção plena pode causar mudanças positivas nas funções cerebrais, ajudando-o a alcançar melhor seus resultados.

Pense nos humanos como seres em constante mudança, muito dinâmicos, exatamente como foram descritos pelos princípios budistas. Os neurocientistas descobriram evidências científicas para sustentar o conceito de neuroplasticidade, que é a habilidade do cérebro humano em continuar se desenvolvendo e formando novas sinapses. É óbvio que esta é uma ótima notícia, pois outrora se pensava que essa habilidade era impossível na fase adulta. Os budistas – e agora os neurocientistas – consideram que os seres humanos estão em constante mudança, com a capacidade de expandir e melhorar o modo como nossas mentes processam e pensam na informação; e, em contrapartida, afetam o modo como os cérebros funcionam em geral. Aprender a tirar proveito do conceito de atenção plena pode ajudá-lo a filtrar aqueles pensamentos que adentram seu cérebro e que não têm a ver com o que está ocorrendo no momento. Em vez disso, você pode se certificar de que seu cérebro está focado no "aqui e agora", o que melhorará sua capacidade de tomar sábias decisões - tão importantes quando se trata de seus hábitos alimentares e saúde geral. Também o auxiliará a aprender a reduzir a ansiedade, outro fator positivo na administração do peso; o estresse desempenha importante função na saúde do corpo físico, ou seja, não apenas o bem-estar psicológico.

Com a atenção plena você aprenderá a ficar mais sintonizado com seu corpo e com a conexão entre seu estômago e seu cérebro. Isso é muito importante, pois o apetite é apenas uma parte do desejo por comida, e é totalmente possível comer quando não se está com fome. Esse é o componente psicológico pelo qual nós comemos, não a razão psicológica pela qual comemos, conhecida como fome. Permitir que os indícios de fome dados por seu corpo o guiem ao fazer escolhas alimentares e controlar o cérebro para evitar pistas ilusórias de apetite quando a fome não existe o ajudarão em sua batalha pela perda de peso.

Sem dúvida alguma, um dos maiores benefícios que você obtém com a meditação de atenção plena (ou qualquer outra forma de meditação) é o fortalecimento de caminhos neurais associados à realização de seus objetivos. A meditação lhe proporciona maior consciência de si mesmo e, é óbvio, de suas intenções; trabalha para fortalecer as conexões neurais ligadas a seus objetivos específicos. Vamos dar uma olhada nas teorias e práticas relacionadas à atenção plena e verificar como funciona este processo.

Bem-vinda, atenção plenamente magra

Atenção plena é uma habilidade conquistada por meio de treinos, na qual você cultiva a consciência do presente e o faz sem depender daquelas reações típicas e rotineiras a acontecimentos que resultam nas mesmas respostas frequentes. Isso basicamente o ajuda a "sair da caixa" e a acessar a situação atual com uma perspectiva nova. Isso significa conectar-se com a experiência direta aqui e ali, com todo o seu cérebro concentrado, sem usar experiências passadas para arruinar este processo. Esse tipo de reprogramação o ajudará a aprender novas maneiras de reagir em diversas situações e promover um modo mais positivo de lidar com elas. Em essência, você está aprendendo como pode controlar sua própria mente, em vez do contrário.

Um princípio essencial da atenção plena é permitir que seus pensamentos venham e vão. Ou seja, permitir que os pensamentos fluam de modo livre, sem deixar sua mente dominar qualquer pensamento e o arrastar de volta a seu padrão de reação ou, possivelmente, a tendências obsessivas. Ajuda a quebrar aquele círculo e lhe permite assumir o controle, de uma forma tranquila e contida. A prática de atenção plena treina sua mente a concentrar sua atenção em uma maneira saudável. Todos os seus sentidos estão em sintonia com o presente.

Desde o momento de nosso nascimento, nossas mentes aprendem a processar acontecimentos internos e externos, ou estímulos, como um tipo específico de resposta. Nós geralmente observamos situações e as julgamos. Por exemplo: bom ou ruim; certo ou errado; justo ou injusto. Em vez de passar pelos acontecimentos da vida ou vivenciar situações com a mente aberta, as pessoas tendem a reagir de um modo habitual, quase previsível. Essa maneira habitual de percepção e reação pode fazê-lo pular para as mesmas conclusões ou ações rapidamente, em especial se uma experiência nova se parecer com outra coisa com a qual já tenha se deparado no passado. No fim, isso não o ajuda a alcançar seus objetivos.

Você pode perceber que o modo como se sentiu depois de algum acontecimento que vivenciou no passado afeta seus pensamentos atuais e até influenciar suas reações a acontecimentos semelhantes no futuro. Por exemplo, se você se sentiu deprimido e procurou comida depois de um momento em que se pesou e percebeu que ganhou alguns quilos, essa pode se tornar sua reação comum a todas as vezes que você ver o número na balança subir. Sem mencionar que fica fácil descer pelo mesmo caminho e continuar fazendo as mesmas escolhas infelizes. O efeito deste círculo vicioso nas decisões relacionadas à saúde, particularmente as que dizem respeito a ingestão de alimentos e atividades físicas, pode ser um impedimento depois de um tempo e, sem dúvida, atrapalhará seu objetivo de alcançar um peso saudável e confortável. A prática da atenção plena permite que você se conscientize de seus padrões de pensamento habituais. Assim você se torna mais capaz de reagir de um modo adequado ao que está realmente acontecendo em qualquer situação, deixando para trás as tentativas frustradas de desenvolver hábitos alimentares saudáveis no passado.

A atenção plena pode ser um instrumento muito útil para sua jornada de emagrecimento, em vez da impressão de outra pessoa sobre qual deveria ser seu peso atual. Lembre-se de que a atenção plena tem a ver com você; e você sozinho, estando ciente da situação e permanecendo no controle de sua mente quando fizer escolhas saudáveis. Além disso, a atenção plena faz mais do que apenas ajudá-lo a permanecer com a mente aberta no momento presente; também o ajuda a descobrir uma consciência de seus padrões de pensamento, ensinando-o a como se afastar de qualquer coisa que seja improdutiva ou restritiva. Isso pode ser alcançado com respiração e/ou meditação concentrada – uma técnica de concentração empregada para levá-lo à consciência do momento atual. Ela ensina a concentrar sua energia ali no momento presente, sem ser um escravo das circunstâncias passadas.

O objetivo da atenção plena não pretende impedir quaisquer de seus processos de pensamento, mas sim levá-lo a ser capaz de trazer sua consciência ao momento presente e concentrar-se no que está acontecendo exatamente. Vivendo e meditando com atenção plena poderá ajudá-lo a varrer aqueles padrões negativos de pensamento simplesmente tornando-o consciente deles. Você tem o poder de tomar uma decisão consciente para quebrar padrões de pensamento antigos que simplesmente não funcionaram para você antes. Quando você descobrir que é capaz de tomar decisões sem manter antigos pensamentos sobre o que você julgava ser boas maneiras de perder peso, você terá mais propensão a alcançar seus objetivos de modo bem-sucedido.

Então por que você deve meditar?

A meditação, especialmente a de atenção plena, apoiará sua busca por um peso saudável fazendo-o se concentrar em si mesmo, de um ponto de vista físico, mental, e espiritual, sem permitir que coisas negativas se infiltrem na sua vida. Quando se trata de trabalhar rumo a seu objetivo de peso saudável, a meditação pode:

- Melhorar o fluxo sanguíneo para o cérebro e músculos, contribuindo para uma boa saúde de maneira geral.
- Elevar os níveis de serotonina (hormônio do bem-estar).
- Reduzir os níveis de cortisol (hormônio da sensação de estresse).
- Melhorar sua sensação de paz interior.
- Conscientizá-lo de seu consumo de alimentos.

- Impulsionar tomadas de decisão positivas.
- Criar a autoconfiança em suas escolhas.
- Aumentar o processo de pensamento perspicaz.
- Melhorar períodos de atenção.
- Fortalecer seu córtex cerebral (o que pode compensar problemas cognitivos relacionados à idade).

Os benefícios que a meditação proporciona à saúde são inúmeros, mas apenas os efeitos de relaxamento e redução de estresse tornam a meditação um componente benéfico para seu plano de perda de peso.

Como fazer a meditação funcionar para você

Certos padrões de pensamento ajudarão a meditação e a atenção plena a funcionar em seus melhores níveis. Vamos iniciar observando a lista a seguir para verificar como começar o processo de incorporar a meditação em sua rotina diária. Esses são os elementos-chave para ajudá-lo a iniciar a prática de meditação. Você pode considerar difícil concentrar-se no começo, mas, se você insistir, verá as recompensas.

1. Tenha a mente de um iniciante. Esse elemento de sua consciência "aqui e agora" permite que você veja as coisas com uma perspectiva nova, exatamente como se estivesse vendo-as pela primeira vez, com uma sensação de maravilhamento e curiosidade.
2. Abra mão do julgamento. O objetivo de se praticar a meditação de atenção plena é parar de se precipitar e fazer conclusões baseadas em experiências e pensamentos passados, ou em sentimentos e sensações rotulados como bons ou ruins, certos ou errados, justos ou injustos. Em

vez disso, você deve ter uma noção do que realmente está acontecendo na situação atual e eliminar todos os desejos de reproduzir julgamentos. Ter uma atitude de não julgar o ajudará a avaliar objetivamente a situação e a chegar a novas conclusões.

3. Entregue-se à luta. A luta envolve lançar-se para alcançar um ponto final, algo logo à frente. Você não consegue alcançar esses objetivos de longo prazo se não se concentrar nas etapas corretas atualmente, as quais o ajudarão agora. Você não pode pular etapas. A atenção plena diz respeito à sua presença no momento atual.
4. Mantenha a compostura. Em todos os momentos. Você deve se manter calmo, mesmo que a situação seja estressante.
5. Aprenda a simplesmente deixar estar. Em vez de se concentrar tanto nos resultados, simplesmente deixe as coisas acontecerem sem inspecioná-las. Lembre-se de que cada experiência deve ser tratada como nova, com novas etapas para se chegar ao resultado desejado e libertar todas as ideias preconcebidas sobre o que deveria estar acontecendo.
6. Construa a autoconfiança. Esta qualidade o ajuda a ver por si só, utilizando suas próprias experiências de vida como pesquisa para determinar o que é verdadeiro ou falso. Isso, no final das contas, lhe proporciona mais confiança em suas habilidades de tomada de decisão, o que, por sua vez, o mantém no caminho à medida que trabalha rumo a seus objetivos.
7. Vivencie a autocompaixão. Com esse tipo de consciência, você pode encontrar a paz interior ao mesmo tempo em que aprende a amar e aceitar a si como se não acrescentasse pressão ou crítica.

Ao dar esses primeiros passos em sua jornada rumo à atenção plena, você está aprendendo uma nova maneira de clarear sua mente e de criar uma sensação tranquila. A meditação pode-lhe proporcionar as ferramentas necessárias para tomar decisões melhores relacionadas ao desenvolvimento de hábitos saudáveis.

Bônus da meditação

Ao praticar e empregar a meditação de atenção plena, você terá mais capacidade de lidar com os altos e baixos de sua busca por um estilo de vida saudável, ao mesmo tempo em que trabalha para encontrar novas maneiras diárias de quebrar e modificar padrões baseados em tentativas frustradas do passado de chegar ao peso saudável. Além disso, a meditação ajuda a cultivar mais confiança, iniciativa e desenvoltura. Você aprenderá a:

- Focar sua atenção em suas escolhas, de um modo específico.
- Alertar e direcionar sua atenção para suas ações e comportamentos.
- Livrar-se de distrações e concentrar-se em seus pensamentos.
- Monitorar e depois direcionar quaisquer emoções ameaçadoras.
- Descobrir e usar novas ideias para um estilo de vida saudável.
- Aumentar sua criatividade.
- Criar objetivos específicos para satisfazer suas necessidades.
- Permanecer na busca e ir até o fim.

Praticar a meditação de atenção plena o ajudará a criar a intenção específica e a motivação de que sua mente precisa para modificar a forma na qual percebe, recebe, e reage a diversas situações. Ao praticar a meditação de atenção plena regularmente (uma ou duas vezes ao dia para melhores resultados), você vivenciará uma sensação de tranquilidade em qualquer coisa que esteja acontecendo naquele momento. Isso ocorre simultaneamente enquanto treina tanto sua mente como seu cérebro a prestarem atenção e serem receptivos a todos os pensamentos que entram em sua mente. Além disso, você terá aprendido como fazer isso sem realizar julgamentos; pelo contrário, fazendo isso com aceitação e de braços abertos – ou melhor: mente aberta.

Por que esperar? Comece hoje!

O mestre budista Sakyong Mipham Rinpoche ensina que a maneira mais fácil de iniciar a prática da meditação de atenção plena é meditando duas vezes ao dia durante períodos curtos. Não se estresse para encontrar grandes intervalos de tempo, pois esses períodos curtos podem consistir em dez a quinze minutos. Além disso – e esta é realmente uma boa notícia – você pode praticar a meditação de atenção plena em qualquer lugar em que se sinta confortável e consiga relaxar. Tudo que você precisa é descobrir um espaço, o qual será seu ponto silencioso para aqueles poucos minutos de meditação. Pode ser seu quarto, um quarto vago em sua residência ou mesmo um cantinho agradável no canto de sua sala. Mais tarde e, claro, com alguma prática, você irá querer aumentar o tempo de cada sessão. A seguir, veja algumas instruções básicas para a prática de sua meditação de atenção plena.

ETAPA N. 1: ESTABELEÇA UM ESPAÇO PARA SEU PESO DESEJADO

Você não pode se acalmar e concentrar sua mente sem privacidade, silêncio e tranquilidade. Algumas pessoas consideram útil concentrar-se em um pequeno talismã, um objeto ao qual atribuem o poder de trazer boa sorte ou afastar maus agouros, colocando-o no chão, às suas vistas. Se você tem um talismã, sinta-se à vontade para incluí-lo em sua rotina de meditação de atenção plena para ajudá-lo enquanto pratica essas técnicas. Talvez você deseje utilizar qualquer símbolo que o lembre de seu peso-meta, como uma foto sua antiga em que estava magro, aquela calça jeans que você espera que volte a servir ou até uma tigela de frutas, como um lembrete de boa nutrição.

ETAPA N. 2: SENTE-SE ERETO

A crença budista é a de que a energia flui melhor por seu corpo quando você está sentado com as costas eretas, sem curvá-las. Sentar-se ereto o ajuda a se sentir alongado e melhorará o fluxo de oxigênio para dentro e fora de seu corpo. Para assumir essa posição, tente se equilibrar em um travesseiro firme no chão, com os quadris retos e cruzando as pernas. Se você se sentir desconfortável sentado no chão, tente usar uma cadeira. Sente-se ereto, com a sola dos pés no chão. Posicione as mãos nos quadris, com as palmas voltadas para cima. Algumas pessoas preferem unir os dedos indicadores e polegares, mas isso não é importante para a prática, de modo que você pode decidir o que o faz se sentir mais confortável.

ETAPA N.3: OCUPE SEU CORPO

Tendo dominado a postura correta, será mais fácil para você concentrar sua atenção de modo integral em sua mente e corpo. Primeiramente, antes de começar a meditar, visualize um fio iniciando na base de sua espinha que sobe por suas costas, lentamente puxando cada vértebra em direção ao teto, alinhando-a; depois, percorrendo todo o caminho até o alto da cabeça. Certifique-se de estar sentado, com os ombros e quadris no mesmo nível, sobre o travesseiro ou almofada. Agora verifique se você se sente completamente em harmonia com seu corpo. Se realizado corretamente, você terá uma sensação de relaxamento no estado de alerta, e não de sonolência.

ETAPA N. 4: REDUZA AS DISTRAÇÕES

Algumas pessoas gostam de ouvir música suave enquanto meditam. Se você quiser fazer isso, escolha algo tranquilo e relaxante para permitir a concentração fácil. À medida que suas habilidades se desenvolverem, você pode considerar a experimentação de meditações guiadas, conduzidas por gravações em áudio. Para desenvolver uma prática de atenção plena corretamente, deixe os olhos abertos, levemente voltados para baixo, mas mantenha o olhar um pouco fora do foco, mantendo-o a apenas a dois centímetros de seu nariz. Isso o ajudará à medida que desenvolve o controle de pensamentos e se livra de distrações. Se julgar difícil concentrar-se, coloque um objeto pequeno à sua frente, no chão, e use isso para concentrar a mente sempre que ela se desviar.

ETAPA N. 5: INSPIRE O SAUDÁVEL, EXPIRE O NÃO SAUDÁVEL

Aprender a controlar sua respiração é uma ótima forma de acalmar o corpo e a mente. Inicie concentrando-se em cada respiração. Observe cada movimento enquanto o ar entra e sai do corpo. Você irá desenvolver uma consciência de seu padrão respiratório. Com sua respiração normal e consciente, utilize o movimento dessas respirações para posicionar seu corpo e mente em um estado de relaxamento. Se acontecer de você apresentar respirações curtas e reconhecer que raramente respira usando o diafragma, você deverá ir devagar à medida que realiza as respirações mais profundas. Para ajudá-lo com isso, coloque uma mão sobre o umbigo. Você então poderá sentir sua respiração, enquanto sua barriga sobe e desce, com cada inspiração e expiração – o que o ajudará a aprender a respirar profundamente.

ETAPA N. 6: MANTENHA SEU PRÊMIO EM VISTA

Mantenha-se completamente focado em estar presente em seu corpo e consciente do que está acontecendo dentro dele. Quando pensamentos e sentimentos externos começam a entrar em sua mente – e isso é natural, especialmente quando você está começando – note aonde esses pensamentos o levam, classifique-os ("distração", "medo", "algo a se considerar mais tarde") e depois controle sua mente, levando-a de volta à meditação. Concentrar-se em sua respiração é uma boa maneira de treinar o retorno à meditação e afastar-se do pensamento que o distrai.

Lembre-se de que, durante a meditação, você está ensinando à sua mente uma nova maneira de diminuir seu ritmo, outrora intenso e rápido. Você está reprogramando a maneira como recebe e depois processa a informação. Você está, basicamente, treinando sua mente de modo eficaz para que ela se livre de distrações exteriores e desnecessárias, e aprenda a se concentrar 100% em um pensamento por vez.

ETAPA N. 7: RELAXE

Assim que concluir sua meditação, você desejará levar sua consciência lentamente de volta a seu local físico. Respire algumas vezes de modo profundo e purificando-se como uma maneira de dizer a seu corpo e mente que é o momento de sair de um estado concentrado, retornando a seus ambientes normais.

UM CÉREBRO QUE MEDITA CRIA UMA MENTE COM ATENÇÃO PLENA

Coisas notáveis acontecem em seu cérebro toda vez que você pratica a meditação de atenção plena, inclusive:

- Quando você classifica as emoções interiores com palavras-chave, seu córtex pré-frontal esquerdo é ativado; isso, por sua vez, resulta na diminuição da ansiedade. Por outro lado, se você focar sua atenção para o exterior é mais provável que irá ativar seu córtex pré-frontal direito quando classificar tais emoções.

- Focar sua concentração reprocessa a ligação entre seu cérebro pensante e o lado emocional. Como resultado, você fortalece esses caminhos neurais diretamente envolvidos com o processo de pensamento em um alto nível; além disso, você ganha o controle dos centros de emoção de seu cérebro, permitindo uma identificação mais voluntária e o controle das emoções.
- Ter total ciência do que o cerca ativará as ligações corticais próximas ao seu córtex cingulado (a região que aumenta a autoconsciência e a empatia), o lobo da ínsula (a área que se concentra nos estados internos do corpo) e o córtex somatossensorial (a região destinada a sentir seu corpo no espaço), levando o foco de volta a você e ao modo como você se sente em relação ao mundo que o cerca.
- Permitir-se participar da auto-observação ativará o córtex pré-frontal medial, que é o centro da metacognição e da autorrelevância, nos quais você tem pensamentos sobre o pensar ou, possivelmente, avaliar sua própria razão.

Sem dúvidas, todos esses benefícios que a meditação proporciona a seu cérebro o ajudará em sua busca por ser magro – ou, de modo mais apropriado, a alcançar seu peso saudável, visto que será diferente para cada pessoa.

Surfe nas ondas Teta

Quanto mais seus sistemas cerebrais se ativarem juntos e em harmonia, melhor ficará sua saúde mental. A meditação de atenção plena praticada com frequência aumentará a atividade em seu lobo frontal esquerdo, ao mesmo tempo que reduzirá as reações emocionais. Além disso, ela o ajudará a ter mais autoconsciência, atrair pensamentos positivos e a ser compreensivo e empático. A meditação de atenção plena também ativa as tão indefiníveis ondas Teta, que se relacionam com a vigília, e as ajusta em ondas Alfa e Gama, que, em contrapartida, produzem aquela sensação indescritível de "êxtase" tão frequentemente descrita por aqueles que meditam com assiduidade.

Incorpore a meditação de atenção plena em sua vida

Todos nós conhecemos o ditado "a prática leva à perfeição", portanto não seria surpresa que quanto mais você praticar a meditação de atenção plena, mais fácil se tornará o processo, considerando-o tanto calmante como revitalizante, como pequenas férias para sua mente. Você pode até aproveitar a energia empregada na meditação para ajudá-lo a viver de forma plena no presente, permanecendo consciente de tudo em seu dia a dia, o que significa uma vida saudável em todos os aspectos, entre eles o de permanecer no caminho para atingir seus objetivos de emagrecimento.

Procurando outra opção? Tente a meditação de insight

A meditação de insight é outra prática que o ajudará a concentrar sua mente. Ela começa, inicialmente, ensinando-o a estar atento a seu santuário interior e, então, ampliar sua consciência para o que o cerca, inclusive sons, cheiros etc. Quando você está direcionado ao exterior, foca-se simplesmente em aprender a encontrar o mundo como ele é, sem tentar analisar ou interpretá-lo, mantendo, dessa forma, seu ambiente interior imutável. Pesquisadores do Massachusetts General Hospital, nos Estados Unidos, descobriram um indício de que a meditação de insight aumenta a espessura da substância cinzenta que envolve o córtex pré-frontal direito e o lobo da ínsula do mesmo lado (a região do cérebro dedicada a seu estado interior). Praticantes de meditação de insight relataram atenção prolongada, foco contínuo e uma habilidade para pensar sobre algo antes de reagir em situações novas e possivelmente estressantes. Isso pode ser benéfico para você, ao mesmo tempo que trabalha para o desenvolvimento de novas reações a fatos que envolvam escolhas alimentares e tomadas de decisão quanto a um estilo de vida saudável.

Tendo desenvolvido suas habilidades de meditação de atenção plena, tudo o que você precisa é de um intervalo durante o dia para se lançar a esse estado de relaxamento. É tão fácil quanto fazer uma pausa, um tempo significativo em seu dia de trabalho para respirar profundamente – inspiração e expiração – e concentrar-se, não importa quão breve possa ser, em ser totalmente presente aqui, neste momento. A prática regular, quando você tem o tempo e o desejo de clarear a mente, o ajudará a desenvolver um músculo atento para ajudá-lo a permanecer totalmente concentrado em suas intenções e ações, enquanto realiza mudanças em sua vida, rumo a resultados positivos em sua saúde, como aparência e bem-estar melhores.

Integrando a atenção plena em sua vida

A próxima etapa após assimilar a meditação de atenção plena é colocá-la em prática e viver de acordo com ela. Essa não é uma tarefa fácil de dominar, mas você estará no caminho, capacitado com as ferramentas necessárias para o sucesso. Não é tão fácil permanecer em sua zona de conforto, deixar suas rotinas diárias e hábitos serem minados em suas intenções. Como você pode saber muito bem, isso pode deixá-lo se sentido impotente e de mãos atadas com qualquer coisa que esteja acontecendo a seu redor – ou até internamente. Viver de maneira atenciosa inclui prestar atenção ao que está acontecendo dentro de seu corpo e ao que o cerca externamente naquele presente momento, sem fazer julgamentos. Significa ficar atento ao que está acontecendo ao seu redor em vez de simplesmente saltar para seus padrões de pensamento e ações usuais – ou, melhor dizendo, suas reações habituais.

Seu cérebro foi projetado para categorizar e analisar *tudo* que seus sentidos captam, inclusive sabores e cheiros, que são tão importantes quando se trata da reação de seu corpo a alimentos. Portanto, a menos que você esteja controlando seu cérebro de modo intencional, ele pode realmente mudar a direção e retirá-lo do curso, enquanto você se perde em seus pensamentos habituais. Trabalhar para fazer com que seu cérebro se concentre na realidade, no que está acontecendo aqui e agora, por meio da meditação de atenção plena e abrindo os caminhos neurais fornecerá uma rota direta para seu sucesso.

PRÁTICA PARA VIVER COM ATENÇÃO PLENA N. 1: MINIMEDITAÇÃO

Algumas vezes por dia, reserve um momento para fazer uma pausa, fechar os olhos e concentrar-se em sua respiração até que sua mente se acalme. À medida que os pensamentos entrarem em seu cérebro, deixe-os saírem levando suavemente sua mente de volta à sua respiração, inspirando e expirando, eliminando qualquer coisa que passe ao seu redor. Permaneça na "minimeditação" por cerca de cinco minutos, e mais adiante você poderá ampliar para sessões de até quinze minutos. Com a prática – e isso realmente faz a diferença – você pode aprender a silenciar quaisquer conversas no interior de sua mente que o estejam distraindo. Essa é uma ótima maneira de trazer seu foco de volta quando você descobrir que sua mente está vagando.

PRÁTICA PARA VIVER COM ATENÇÃO PLENA N. 2: ESTEJA TOTALMENTE PRESENTE

Outra maneira de praticar a atenção plena é estar completamente ciente e assumir um papel consciente no que você escolhe fazer em cada momento em que estiver acordado. Por exemplo, se você está preparando vegetais para sua salada, leve toda sua atenção à tarefa, concentrando-se na atividade que está realizando. Adie todas as conversas externas e internas e concentre sua atenção no corte da faca enquanto a lâmina fatia os vegetais, no ruído de sua faca quando atravessa as partes fibrosas do alimento, tocando a tábua embaixo, e a conexão que você faz ao sentir a textura e o sabor da salada quando uma garfada entra em sua boca e você começa a mastigar.

Você descobrirá rapidamente que viver com atenção plena pode ser muito eficaz para afastar as distrações de sua vida, silenciando uma mente vibrante e treinando seu cérebro a concentrar-se, em vez de apenas admirar o momento em que você se encontra. Isso, por sua vez, o ajudará a constituir uma relação saudável com os alimentos que está consumindo.

Enquanto pratica essas técnicas simples mais e mais e as reforça ao meditar com atenção plena, mais você treinará seu cérebro a permitir que você realize qualquer coisa que precisar. Você descobrirá que seu treinamento o auxilia a fazer isso de modo eficiente – o ajuda a atingir seu peso perfeito e lhe proporciona boa saúde e felicidade tanto interior quanto exterior. Nada o agradará mais do que o controle e a paz interior que você sentirá ao fazer as escolhas certas quanto a um estilo de vida saudável.

Viver e meditar em atenção plena pode levá-lo ao seu peso ideal

Quando se trata de atingir o peso ideal, ensinar seu cérebro a ser mais perceptível, mais restrito a suas escolhas alimentares diárias e mais consciente de seus hábitos realmente o beneficiará quando o assunto for tomar decisões. Isso lhe permitirá avaliar suas escolhas alimentares de forma mais racional e lógica, auxiliado por um conhecimento maior sobre poder comer os alimentos corretos. Você estará mais capacitado para tomar decisões sobre o que comer sem deixar que suas emoções assumam o controle e escolham os alimentos por você.

A meditação de atenção plena basicamente reativa seu cérebro para permitir que você se liberte de seus padrões de reação habituais quanto a novas experiências, o que geralmente acontece automaticamente de acordo com seus conflitos e experiências anteriores. Com a meditação, o objetivo não é frear suas reações emocionais ao que está acontecendo em sua vida, mas ajudá-lo a evitar que reaja por hábito, impedindo-o de ir adiante. Esta pode ser uma ferramenta útil para lidar com mudanças difíceis em seus hábitos e padrões alimentares, treinando-o a quebrar o círculo de dieta "vai e volta". Também pode ajudá-lo a lidar melhor quando sentir que alguém está sabotando seu progresso ou não compreende seu desejo de fazer melhores escolhas alimentares diariamente. Você está no controle de suas escolhas saudáveis, e apenas você pode decidi-las. A meditação de atenção plena pode ajudar a afastá-lo de pensamentos negativos sobre o que você é ou não capaz de fazer, deixando-o mais forte para lidar com escolhas alimentares difíceis. Funciona como um lembrete de que, quando o impulso vier à tona, você pode controlar sua reação.

Dessa forma, ao estabelecer a prática da meditação em sua rotina diária, você estará ampliando a habilidade de seu cérebro de funcionar de modo ideal e de expandir – capacidades cruciais para ajudá-lo a alcançar seu peso desejado. Então o que você está esperando? Siga em frente – pegue uma almofada confortável, sente-se nela e medite!

CAPÍTULO 9

BRINQUE PARA EMAGRECER

Princípio: Seu cérebro se beneficia de períodos de estimulação e períodos de relaxamento – e ele gosta de aprender novas habilidades.

Participar de atividades divertidas estimula regiões de seu cérebro que geralmente estão em desuso, criando novas sinapses e garantindo que você não fique preso a rotinas neurais. A diversão também proporciona alívio do estresse (reduzindo o cortisol), queima calorias e pode deixá-lo mais alegre – levando para um sucesso ainda maior em seu emagrecimento. Também há uma conexão entre a criatividade e a brincadeira. Esta pode estimular seus fluxos criativos e ajudá-lo a estabelecer maneiras novas e melhores de incorporar uma vida saudável em sua rotina diária.

Por que brincar é muito importante?

Você já percebeu que a maioria das crianças parece feliz na maior parte do tempo? Há uma razão para isso. Você já descobriu? É porque elas tem a oportunidade, e até mesmo o incentivo, de brincar todos os dias. Pelo fato de a maioria dos adultos trabalhar, não temos o mesmo tempo para nos dedicarmos à diversão, o que é uma vergonha, pois brincar é, de fato, uma parte essencial da saúde do cérebro durante toda a vida – na verdade, pode ser até mais importante à medida que você envelhece. A brincadeira ajuda a nutrir o cérebro e a promover maior atividade cerebral. E não é só diversão, mas também uma ótima maneira de reduzir o estresse e estimular sua mente. Então, quanto você é brincalhão?

"Quanto você brinca?"

1. Você falta ao trabalho:
A. uma vez no período de algumas semanas.
B. uma vez no período de alguns meses.
C. uma a duas vezes por ano.
D. o que é faltar ao trabalho?

2. Você faz sexo:
A. três ou mais vezes por semana.
B. uma vez por semana.
C. uma vez por mês.
D. não sei dizer.

3. Para você, um desafio mental seria:
A. aprender uma nova língua.
B. completar as palavras-cruzadas do jornal.
C. zerar a última fase de seu jogo preferido.
D. assistir a um *quiz* na TV.

4. É mais provável que você se empolgue com:
A. uma viagem de uma semana.
B. um dia relaxante no spa.
C. uma nova roupa para trabalhar.
D. sapatos novos.

5. Você consideraria um desafio físico:
A. treinar para uma meia-maratona.
B. participar de um time amador com os amigos.

C. ir à academia uma ou duas vezes por semana.
D. caminhar até a cozinha.

6. Você tira férias:
A. todos os finais de semana não são férias?
B. duas vezes ao ano.
C. todos os anos.
D.não lembro a última vez em que tirei férias.

7. Você realmente gosta de um bom jogo de:
A. trilha competitiva (*geocaching*)
B. stop.
C. truco.
D. não jogo nada há séculos.

8. Quando quero aprender algo novo, eu geralmente:
A. divirto-me em meu progresso, dando até pequenas recompensas a mim mesmo.
B. crio uma lista de objetivos e as elimino assim que concluídas.
C. desisto antes de aprender por completo.
D. parto para outra e a sensação passará, eventualmente.

Respostas

Se escolheu mais alternativas A, você faz um bom trabalho fazendo da brincadeira um componente de sua vida, mas ainda há benefícios se se permitir brincar com mais intensidade.

Se escolheu mais alternativas B, você cede a brincadeiras de vez em quando, mas ainda precisa estabelecer mais tempo para se divertir, permitindo ao seu cérebro o intervalo necessário para um pouco de relaxamento e diversão.

Se escolheu mais alternativas C, você perdeu o rastro de seu lado brincalhão e não consegue se lembrar o quanto é bom brincar. Você se tornou vítima de uma vida ocupada e provavelmente está um pouco estressado. É o momento de levantar e se descontrair. Vá se divertir um pouco. Seu cérebro o agradecerá por isso!

Se escolheu mais alternativas D, sua vida está perdendo um componente crucial para a felicidade e para ter um cérebro saudável. Apenas trabalhar e nunca se divertir está deprimindo-o e de fato está colocando uma restrição em sua vida. Tudo o que é estressante deve estar impedindo sua perda de peso; ou ainda pior, poderia estar contribuindo para você ganhar mais quilos.

Brincadeira do cérebro

Como você aprendeu no início deste livro, quanto mais energia positiva você tiver, mais sucesso terá ao administrar seu peso. Brincar não apenas estimula os centros de prazer de seu cérebro, como também o rejuvenesce e permite que você entre em um estado mais relaxado. Basicamente, envolver-se com atividades recreativas estimula seu cérebro a pensar que as coisas são divertidas ou que você está se divertindo em qualquer coisa que esteja fazendo. Para tirar proveito dessa sensação e reforçar aqueles sentimentos bons, seu cérebro produz dopamina, neurotransmissor considerado como a substância química do "prazer". Além disso, seu cérebro também produz substâncias que fazem com que você se sinta bem, como a ocitocina, a vasopressina e endorfinas, que promovem uma perspectiva positiva e feliz. Evitar pensamentos negativos e depressivos facilitará a tomada de decisões sábias que influenciam suas escolhas diárias quanto a alimentos e atividades físicas.

Você deseja perder peso brincando? Então vamos começar.

A novidade é o caminho a se seguir

Até agora você deve saber que apresentar novas experiências ao cérebro o ajudará a formar novos caminhos neurais. Quanto maior a frequência com que realiza uma atividade, mais sinapses são ativadas em seu cérebro, e mais sinapses novas serão criadas. A novidade é maravilhosa, pois estimula aquelas sinapses adormecidas que ficaram inativas ou ainda cria novas sinapses, de modo geral. Apenas lembre-se de que seu cérebro irá se adaptar e expandir para compreender e processar a informação que você considera valiosa.

Brinque para emagrecer

Você pode pensar que só as crianças têm o direito a toda a diversão do mundo, mas isso não é verdade. Talvez quando você era criança, seus pais o tenham inscrito em um time de futebol ou em outro esporte. Não há razão para que, à medida que você se torna adulto, não possa se divertir com um esporte coletivo. Na verdade, muitas cidades atualmente têm campeonatos adultos. Não apenas esse tipo de brincadeira envolve sua mente, mas também faz seu coração bater e queima calorias ao mesmo tempo – o que significa que você tem benefícios em dobro. O sistema de dados sobre atividades físicas do Centers for Disease Control and Prevention (CDC), dos Estados Unidos, mostrou que, em 2009, apenas 47% dos adultos com mais de dezoito anos estavam realizando alguma atividade física aeróbica, o que significa que muitas pessoas ainda não estão se exercitando o suficiente. Não pense no exercício apenas como uma saída para correr ou uma caminhada monótona. Pense como uma criança e saia para praticar um esporte!

Um motivo que justifica a importância das brincadeiras em sua vida é que elas o abrem para novas experiências e obriga seu cérebro a sair de qualquer rotina em que esteja preso. Uma forma de brincar é experimentar algo diferente, que você nunca tenha feito antes. Realmente não importa *o que* você faz, contanto que seja algo que represente um desafio mental. Encontrar algo que você considera fascinante ou animador fortalecerá seu desejo de mantê-lo. É óbvio que você nunca saberá o quanto gosta de uma coisa até tentá-la, portanto, não ignore coisas que você imagina não gostar até que a tenha experimentado uma vez. Este livro o conduzirá pelo caminho certo ao compartilhar atividades gerais conhecidas por estimularem o cérebro. Uma vez estando no ritmo, você irá querer criar sua própria lista de coisas que você considera divertidas e envolverá seu cérebro a ajudá-lo na perda de peso.

Pesquisadores da San Francisco University recentemente descobriram que pessoas que dominam uma habilidade têm uma sensação maior de felicidade, não importa qual nível de dificuldade seja necessária para ser proficiente na habilidade em questão. Contanto que você goste da atividade, você será mais feliz, e é óbvio que é recomendável que você experimente atividades que também estimulem seu cérebro. Vamos lhe apresentar algumas ideias:

- **Aprenda uma habilidade musical.** Aprender a ler música e a tocar um instrumento é comprovadamente um método poderoso para moldar seu cérebro, em comparação a outras atividades. Se você já domina música, tente algo diferente, como pintura ou golfe. Desde que você desafie sua mente e sua coordenação ao aprender algo novo, você se beneficiará com seu desenvolvimento naquela experiência e aumentará sua felicidade.
- **Comece um blog sobre vida ativa.** Você não quer aumentar o tempo gasto na frente de um computador, mas a ideia de manter um blog público sobre como você está se mantendo ativo pode ajudá-lo a aprender algo novo, sem mencionar que isso impulsionará sua criatividade, de modo a encontrar novos temas para seus textos.
- **Aprenda fotografia.** Na era das câmeras de celulares é fácil tirar fotos, mas também há muito a se investigar sobre a arte da fotografia. Aprender a aperfeiçoar suas habilidades fotográficas o ensinará algo novo e pode mantê-lo ativo enquanto você direciona diferentes objetos, coisas, pessoas para suas lentes.

- **Aprenda complexos jogos de baralho.** Essa é uma maneira excepcional de fortalecer sua mente, melhorando suas habilidades matemáticas e desafiando sua memória de trabalho; além disso, o ajudará a desenvolver habilidades relacionadas à leitura de pessoas. Enquanto jogos on-line são bons para a mente, se você estiver administrando seu peso, é melhor limitar o tempo gasto em frente ao computador. Jogar com um grupo pessoalmente é uma boa forma de garantir que você mantenha seu corpo em movimento ao mesmo tempo em que trabalha sua mente.

Não importa o que você decidir escolher como novo hobby, certifique-se de que seja algo que prenda sua atenção e que você considere divertido. Afinal de contas, é difícil continuar fazendo algo de que não gosta. Encontre algo que estimule seu cérebro de novas maneiras que o manterão ativo e evite que ele – e você – caiam em uma rotina.

A expectativa de vida dos neurônios

Seus neurônios começam a se formar enquanto você está no útero de sua mãe e podem viver até cem anos – ou mais! O pensamento original era de que eles não podiam ser substituídos quando morriam, mas novas evidências comprovam que os neurônios podem ser criados em algumas regiões do cérebro, mesmo se você já for um adulto. É por isso que é tão importante continuar fornecendo estímulos a ele. Isso não apenas melhora a expectativa de vida de seus neurônios existentes, mas também ajudará a criar novos em seu hipocampo, o centro do aprendizado e da memória. E enquanto seu corpo pode se encarregar de consertar suas próprias células, é sua função fornecer estímulos necessários para manter seus neurônios funcionando.

Brinque para se divertir e eliminar gordura

Enquanto o pensamento negativo pode desanimá-lo e deixar seu cérebro deprimido, o pensamento positivo e atividades que trazem alegria farão justamente o oposto. Isso não apenas beneficiará seu cérebro como seu corpo também. Brincar tem tudo a ver com divertimento e elevar os ânimos e uma perspectiva positiva da vida. Pode parecer uma tarefa difícil, especialmente se você passar muito tempo no trabalho ou cuidando de questões mais sérias, mas continue lendo para ver como pode ser fácil incorporar mais brincadeiras à sua vida.

PRAZER *VERSUS* DIVERSÃO

Você sabe a diferença entre algo prazeroso e algo divertido? Reflita por um momento. Prazer é a sensação que você tem quando satisfaz uma necessidade física, como fome, sede, desejo sexual ou conforto corporal. A diversão é um pouco diferente; é algo que você sente quando vivencia algo alheio ao que você imaginou serem seus limites, tanto físicos como mentais. Você obtém diversão quando:

- Realiza uma façanha que impulsionou seus limites conhecidos.
- Supera as expectativas estabelecidas por você e por outros.
- Participa de conversas estimulantes.

O prazer serve a um propósito, mas é a diversão que o ajuda a se sentir bem com você mesmo e a atingir seus objetivos quanto a peso e estilo de vida saudável durante sua trajetória de emagrecimento.

EM SEUS LUGARES, PREPARAR, RECOMPENSA!

Se você frequentemente se vê em um estado de estresse, planejar algo que você considera divertido é essencial para mantê-lo sob controle e ajudar você a administrar seu peso. O simples ato de gostar de algo pode proporcionar alguns benefícios, inclusive estimular as regiões de seu cérebro em que ocorrem o pensamento positivo. Toda vez que você der uma guinada e se desviar de sua rotina, você desenvolverá novos padrões de pensamento e verá coisas sob uma nova perspectiva.

Para começar, agarre um pedaço de papel e um lápis e, primeiramente, faça uma lista de cinco atividades que lhe trazem prazer e, em seguida, cinco atividades que lhe proporcionam diversão. Quando prosseguir, use-as como um guia e observe os padrões de pensamento se desenvolver.

Não obscureça sua mente

O estresse crônico provoca muitos problemas de saúde, elimina a diversão do dia e até influencia sua forma de pensar. Estudos continuam a comprovar os riscos que o estresse traz à saúde, mas o que você pode não saber é que o estresse crônico também causa uma grande confusão em seu cérebro: ele obscurece sua mente e retrai a parte de seu cérebro ligada à memória e ao aprendizado. Ainda pior, influencia o funcionamento de seus neurotransmissores – inclusive aqueles que o fazem se sentir feliz – e libera toxinas em seu cérebro. O estresse não é nada bom! Portanto, encoste-se e faça um favor à sua mente e a seu corpo: relaxe. Você não deve deixar que a vida se resuma a apenas trabalho, sem qualquer diversão. Saia por aí e divirta-se um pouco!

Coisas que poem lhe dar prazer:

- Preparar o jantar usando uma receita nova.
- Experimentar uma culinária diferente.
- Ter um encontro.
- Fazer um excelente negócio.
- Realizar *test drive* em um carro veloz.

Coisas que podem diverti-lo:

- Construir um aeromodelo.
- Planejar uma viagem pela Europa.
- Aprender uma língua nova.
- Pintar um mural.
- Aprender a jogar tênis.

Mais importante: você deve ter certeza de que essas são as suas verdadeiras listas. Dedique algum tempo para refletir sobre o que lhe traz prazer e diversão. Permita que seu cérebro conduza essa reflexão. Você pode até se surpreender com as ideias criativas que surgirão. Uma vez tendo sua lista, siga adiante e desafie-se todos os meses para criar novas ideias e implementar algumas delas. Mesmo que nem todas consigam ser implementadas, o processo como um todo – do início ao fim – é um bom exercício para estimular seu cérebro. Certifique-se de realmente destinar algum tempo para viver o momento e apreciar a experiência. Deleite-se com suas realizações; dessa forma, naqueles dias em que estiver se sentindo um pouco desapontado ou entediado, você pode reviver tais lembranças, permitindo que seu cérebro tenha novamente a experiência daquele mesmo divertimento.

Estimulação da expectativa

Há algo a ser dito sobre a expectativa. Essa sensação, às vezes, é ainda melhor do que a coisa verdadeira. As recompensas ***esperadas*** para o futuro estimulam os centros de prazer em seu sistema límbico, exatamente da mesma forma ao ***vivenciar*** o desejo pelo acontecimento propriamente dito. Já sentiu borboletas no estômago e uma sensação de tontura antes de ir a um encontro? Tudo o que você tem de fazem é pensar em algo que lhe dá aquela mesma sensação de borboletas e de tontura, o que produz aquela mesma expectativa. Nada está fora de contexto, portanto, mesmo que pareça impossível, visualize cada mínimo detalhe do que você deseja que aconteça. Não esqueça que aquela visualização intensa de algo tem o poder de enganar seu cérebro ao fazê-lo pensar que aquela ação está realmente acontecendo, exatamente como se você de fato estivesse lá.

Encontre um passatempo

Tudo bem que você já tenha um passatempo regular. Isso significa que você já conhece o prazer que pode obter do engajamento em alguma coisa pela simples diversão. Se você ainda não tem um hobby, encontre um. Isso é importante, pois os passatempos dão a chance de estimular partes de seu corpo e de sua mente que até então não haviam sido estimuladas em seu dia a dia. Alguns passatempos podem retomar sua infância. Talvez você tivesse um passatempo que realmente proporcionasse prazer e, por essa razão, gostaria de mantê-lo. Ou possivelmente gostaria de continuar fazendo se tivesse o tempo disponível.

É importante encontrar tempo para tornar o hobby uma prioridade – seja ele colecionar miniaturas, costurar ou montar um móvel. Trabalhar intensamente é importante, mas, para ser bem-sucedido, você precisa de um pouco de tempo de qualidade para si. Afinal, sem um pouco de diversão você não consegue manter seu cérebro em forma! No fim das contas, realmente não importa o que escolher como passatempo, e sim que você *ame* o que esteja fazendo.

Os passatempos dão a você uma chance de fugir do trabalho ou de outras responsabilidades e de se soltar um pouco, colocando o estresse de lado. Também proporcionam uma ótima sensação de realização quando você produz algo tangível, como um objeto de arte, um cachecol ou belas fotografias em preto e branco, coisas você pode exibir à família e aos amigos posteriormente. Ser feliz com o que está fazendo e exibir algo que você produziu se divertindo também ajudam a intensificar sua concentração, aumentando as substâncias químicas que energizam seu cérebro.

Além disso, os passatempos também o beneficiam ao:

- Estimular novas ideias e formar novas conexões neurais que podem ser transferidas para seu trabalho e vida pessoal.
- Desenvolver seu senso de comprometimento, o que resulta em um nível ainda maior de envolvimento neural e o ajuda a se sentir como se você estivesse realizando algo.
- Ativar mais regiões de seu cérebro, inclusive algumas que você pode nunca ter estimulado antes.
- Criar uma versão nova e melhorada de *você*, intensificando sua autoestima.

Tecnicamente, o passatempo que você escolher deve envolver seu cérebro, provocar sua paixão interior e expandir suas conexões sociais, ao mesmo tempo que lhe dá uma sensação de plenitude e realização. Não se esqueça de iniciar seu passatempo envolvendo seu lado intelectual. Isso pode ser realizado com um pouco de pesquisa prévia, além de incluir um aspecto social, como participar de aulas de dança, de arte ou de artesanato.

Isso pode até ser o estímulo necessário para mudar coisas em sua vida que podem estar deixando-o infeliz. É comum as pessoas descobrirem que as coisas que elas achavam que lhes traziam felicidade, na verdade, não trazem; buscar um passatempo pode até despertar um novo caminho profissional.

Uma maneira divertida de se exercitar

Não deixe as dores de seu corpo impedirem seu divertimento. Você pode pensar que o sexo é apenas uma maneira de fazer seu corpo se sentir bem, mas é muito mais do que isso. Não é apenas bom para o cérebro, mas também queima algumas calorias durante o processo. Fazer sexo realmente produz uma sensação de euforia, tanto física como emocional. O sexo libera dopamina e endorfinas – neurotransmissores que proporcionam uma sensação de prazer e fazem com que você se sinta bem de modo geral. Ter um orgasmo fornece uma boa, saudável e natural dose de dopamina, e também do neurotransmissor de ligação ocitocina. Pesquisadores holandeses escanearam os cérebros de voluntários enquanto tinham um orgasmo. Esses exames mostraram que os voluntários vivenciavam um furor semelhante ao uso de heroína. Portanto, essa é uma excelente maneira de se divertir, reduzir o estresse, queimar algumas calorias e, finalmente, aproximar-se de seu peso saudável!

Socialize com seus colegas

Os humanos não foram criados para serem seres solitários. Fomos destinados a se relacionar com os outros. Quando você está com pessoas que valoriza e respeita, seu cérebro libera endorfinas, o que provoca uma sensação de prazer. Estudos comprovaram que quando você se relaciona com outras pessoas que o fazem se sentir apoiado e estimulado, esse contato ajuda a melhorar sua saúde e mantê-lo feliz. Como? Bem, deixar seu cérebro social fazer seu trabalho estimulará seu sistema límbico em busca do prazer, ao mesmo tempo que silencia sua amídala amedrontada. Basicamente, pelo simples fato de estar e se envolver em atividades sociais com pessoas que você admira, como mentores e colegas, o ajudará a reduzir a ansiedade e impulsionar seu sucesso.

Emagreça rindo

"Um bom momento para rir é a qualquer hora possível." A jornalista Linda Ellerbee não poderia estar mais certa. Rir parece instigar uma resposta em três regiões de seu cérebro. Você tem uma reação vinda de seu córtex pré-frontal, o que o ajuda a compreender o significado de uma piada; o córtex motor suplementar envia a mensagem para seus músculos faciais, permitindo que eles se movam, e as regiões de seu sistema límbico promovem aquela sensação de tontura. O motivo pelo qual cada indivíduo ri é diferente, e a causa essencial realmente é um mistério, mas o que se sabe é que rir apresenta recompensas positivas – e você pode e deve fazer isso sempre que achar necessário.

Diga "xis"!

Pesquisas demonstram que até o simples ato de sorrir pode animá-lo. Estudos comprovaram que bebês sorriem cerca de quatrocentas vezes ao dia, e crianças, aproximadamente trezentas vezes. E quanto aos adultos? Bem, é um pouco menos... em média, eles sorriem apenas de quinze a vinte vezes por dia. Portanto, sempre que se sentir triste, levante-se e circule pelo seu escritório sorrindo aos colegas. Antes que você perceba, alguém contará uma piada ou compartilhará uma história engraçada e seu humor será elevado.

Rir tem a função de aliviar os ânimos e funciona para fazer com que os outros ao seu redor se unam e riam também. Além disso, a risada promove um monte de benefícios à saúde. Ela reduz os hormônios do estresse, especialmente o cortisol, reduz pressão sanguínea e o risco de desenvolver coágulos sanguíneos, aumenta a resistência do sistema imunológico e ajuda a promover a liberação de endorfinas. Na verdade, quando se trata de risadas, não importa o que ou quando você ri, pois qualquer riso o ajudará a se sentir melhor, não importa quão breve ele seja.

A diversão não acabou

Esperamos que este capítulo tenha dado alguma inspiração para que você encontre espaço em sua vida para se divertir mais – não apenas para mantê-lo com o ânimo positivo e reduzir o estresse, mas também para fornecer alguma estimulação cerebral necessária. A próxima parada de nossa jornada será uma discussão sobre a atividade física e por que ela é importante tanto para seu peso como para seu cérebro.

CAPÍTULO 10

EXERCITE-SE PARA EMAGRECER

Princípio: Seu cérebro depende de você para fazer o necessário para que você continue com saúde, o que inclui manter seu corpo saudável e o sangue circulando.

Não é novidade que a atividade física faça parte da administração de seu peso. E você provavelmente sabe que se exercitar também é bom para a saúde em geral e para a promover a sensação de bem-estar. Mas o que você pode não saber é que a atividade física – e mais especificamente o exercício aeróbico – ajuda a administrar seu peso indiretamente ao:

- Estimular a circulação e o aumento do fluxo sanguíneo em seu corpo, desde suas extremidades até seu cérebro especialmente.
- Manter seu cérebro abastecido com a energia necessária para ajudá-lo a permanecer receptivo e flexível.
- Aumentar os fatores de crescimento saudável em seu centro de memória cerebral e em todas as partes do corpo.
- Melhorar a coordenação entre os músculos, ajudando seu cérebro a pensar em potencial máximo.
- Aumentar sua autoestima, fazendo com que você se sinta bem e promovendo uma sensação intensa de confiança – não apenas com relação a seu corpo, mas também a outros aspectos de sua vida.

Neste capítulo você aprenderá os benefícios da atividade física e como ela pode influenciar seus esforços quanto à perda de peso e à manutenção da saúde. Você pode pensar que o benefício de se exercitar seja apenas queimar calorias e ajudá-lo a perder peso, mas há muito mais do que isso.

Salte no trem da atividade física

Quando você ouve a palavra exercício, é provável que apareça em sua mente imagens de uma academia. A boa notícia é que a atividade física vai além da academia e pode acontecer em qualquer lugar. Você não precisa estar na academia para ter um bom treinamento. Há muitas outras maneiras de queimar calorias e estimular sua mente que você pode considerar mais divertidas e que combinam mais com seu estilo de vida. Reservamos um momento para verificar como você está se saindo no front da atividade física.

"Qual é meu nível de atividade física?"

1. Eu faço pelo menos trinta minutos de exercício:

A. cinco dias por semana.
B. três dias por semana.
C. duas vezes por mês.
D. nunca.

2. Minha ideia de atividade física perfeita é:

A. correr com um bom amigo, enquanto treinamos para uma corrida que acontecerá em breve.
B. jogar bola com meus colegas de trabalho.
C. dar uma volta pela vizinhança.
D. dormir.

3. Quando não tenho muito tempo, eu:

A. acordo mais cedo para garantir que faça minha atividade física.

B. faço um treino curto e em casa, com um vídeo de exercício.

C. deixo a atividade física suspensa até que minha agenda fique livre.

D. não penso duas vezes para cortar a atividade física dos meus planos.

4. Acho que atividade física é:

A. muito divertida e agradável.

B. essencial para minha saúde.

C. algo que precisa ser feito, embora não goste.

D. terrível.

Antes de você começar

Em dúvida em relação a qual exercício escolher? Observando o National Weight Control Registry, que registra os hábitos e o estilo de vida de mais de 10 mil pessoas que perderam peso considerável e mantiveram a forma, 90% dos indivíduos relataram fazer pelo menos uma hora de atividade física diária. De acordo com o Healthy People 2020, o plano do governo norte-americano para melhorar, nos próximos dez anos, a saúde de seus cidadãos, tem como objetivos trabalhar para "reduzir a proporção de adultos que não praticam nenhuma atividade física recreativa" e "aumentar a proporção de adultos que praticam atividades físicas aeróbicas ou de, no mínimo, intensidade moderada, durante pelo menos 150 minutos por semana, ou 75 minutos por semana de atividades vigorosas, ou uma combinação equivalente". Esses números representam um mínimo, então o melhor seria visar de trinta a sessenta minutos de atividade física cinco dias por semana. Mas não há necessidade de ir direto para isso e começar acima de suas capacidades. Comece lentamente e aumente de forma gradual.

Respostas

Se escolheu mais alternativas A e B, você tem um bom nível de atividade física já estabelecido em sua rotina. Isso é ótimo! Você conhece a importância dos exercícios para manter seu corpo em forma e agora sabe que eles são bons para seu cérebro também. Você pode achar, de tempos e tempos, que você está entediado ou que não está atingindo sua meta de perda de peso, então não se esqueça de variar um pouco e inserir novos componentes em sua rotina já bem organizada.

Se escolheu mais alternativas C ou D, você precisa reconsiderar sua relação com a atividade física. A fim de emagrecer, manter o peso ideal e fazer com que seu cérebro o ajude em sua trajetória, você precisa harmonizar seu corpo e mente.

Ode à sua cabeça

Pesquisadores da Universidade da Califórnia-Irvine, Estados Unidos, demonstraram que as alterações que ocorrem em seu cérebro, resultantes da atividade física, acontecem porque o exercício estimula a liberação de proteínas que melhora a função cerebral, os chamados fatores de crescimento neurais. Esses fatores, que incluem o fator neurotrófico derivado do cérebro, podem disparar o número de sinapses, assim como a quantidade de novos neurônios por meio da neurogênese. O exercício promove o desenvolvimento de novas células cerebrais e é um componente vital para ajudar seu cérebro a se manter ativo e flexível – algo de extrema importância à medida que envelhecemos.

Ah, que alívio (do estresse)!

Como você sabe, a brincadeira é uma ótima forma de aliviar o estresse, e o exercício é uma ótima maneira de brincar. Você apenas não se beneficia da sensação de bem-estar depois de se exercitar, como também da queima da energia armazenada, auxiliando a eliminar o peso excessivo e aproximando-o de seu corpo magro e peso saudável. A atividade física também é muito benéfica, pois elimina o estresse. Juntamente a uma ótima sensação de sucesso e de realização de ter terminado o treino e alcançado seus objetivos quanto à atividade física, os exercícios o ajudarão a tomar decisões melhores tanto na escolha alimentar como para um estilo de vida saudável.

Desafie o envelhecimento

Uma das coisas mais incríveis em relação à atividade física é que os efeitos que ela tem sobre o cérebro são infinitos e, na verdade, torna-se ainda mais benéfico para a saúde dele à medida que você envelhece. Neurocientistas demonstraram que, em populações idosas, em especial pessoas com 65 anos ou mais, a participação em atividades físicas moderadas aumenta o aprendizado e a memória. Comprovou-se que isso melhora a função de seu cérebro compreensivo e age contra o enfraquecimento mental relacionado à idade e a doenças. Também foi comprovado que a atividade física protege contra a atrofia relacionada ao envelhecimento nas regiões cerebrais que são essenciais ao pensamento e ao aprendizado. Não é de se surpreender que a atividade física seja citada por diversos pesquisadores, inclusive os da University of Califórnia-Irvine, como sendo a influência número um para ajudar na manutenção da saúde cerebral com o passar da idade e na habilidade de criar novos neurônios à medida que envelhecemos.

Triplique seus benefícios

Você sabe que a atividade física ajuda a manter o peso e auxilia no alívio do estresse, mas existem mais benefícios. A partir do que já lhe ensinamos até aqui, você provavelmente deve ter imaginado que a atividade física também alcança aqueles centros de prazer em seu cérebro, em especial se você tem uma rotina de exercícios ou atividades físicas que você realmente considera divertida. Além disso, não importa o quanto dessa atividade física você realiza, desde que faça seu coração pulsar (é claro que tonificar os músculos também é benéfico). Você tem de se levantar e se movimentar com frequência, para estimular a habilidade de funcionamento de seu cérebro. Quando a atividade física é algo de que você goste, as conexões neurais estabelecidas entre prazer e exercício trabalharão para reforçar esse comportamento, e você desejará se exercitar ainda mais! A seguir, algumas ideias para você começar; apenas se certifique de escolher algo que se adeque a seu nível de habilidade:

- Experimentar ioga.
- Inscrever-se em uma corrida de cinco ou dez quilômetros.
- Participar de um campeonato esportivo para adultos, como os de futebol.
- Tentar uma nova aula de aeróbica.
- Caminhar.
- Fazer uma aula de dança de salão.
- Aprender *kickboxing*.
- Andar de bicicleta com mais frequência.
- Nadar em uma piscina pública.
- Aprender artes marciais.

Mas lembre-se de que o que funciona para sua família ou amigos pode não ser o mais adequado para você. Escolha suas atividades baseando-se em suas preferências e no que você gosta de fazer. Não vale a pena investir seu tempo na atividade se você acabar sentindo que a faz por obrigação.

Regra dos trinta

Uma das razões para que as recomendações em relação à atividade física indiquem no mínimo trinta minutos de prática diária é porque isso ajuda na prevenção de muitas doenças crônicas. No entanto, para perder ou manter o peso, você terá mais sucesso se puder praticar sessenta minutos na maioria dos dias, mas não há problema em começar com trinta minutos, em especial se você atualmente não tiver tempo disponível ou for novo na atividade física. Além disso, quando se trata de saúde cerebral, reservar apenas trinta minutos na maioria dos dias, é algo tão simples como uma caminhada alegre ou um vídeo de ioga que você pode fazer em sua sala de estar. Essas atividades simples, em conjunto com outros tipos de exercícios regulares semanais, funcionarão para harmonizar seu corpo e sua mente. Para tornar aqueles trinta minutos ainda mais fáceis, saiba que você não tem de se exercitar por trinta minutos consecutivos; você pode dividir esse tempo e provocar um efeito cumulativo. Por exemplo, fazer uma caminhada ou qualquer atividade de que goste por apenas dez minutos, três vezes por dia, já será benéfico. Quando se exercitar para perder peso, você pode considerar mais fácil (divisão de tempo) encaixar em um treino estruturado de trinta minutos, em conjunto com três sessões de dez minutos de caminhada todos os dias. Talvez, com o passar do tempo, você acabe encontrando o que pode ser encaixado em sua rotina para chegar a ter uma atividade de sessenta minutos inteiros na maioria dos dias da semana.

A MELHOR FERRAMENTA PARA OS HOMENS PERDEREM PESO!

Se você não tem um cachorro, talvez seja o momento de considerar a ideia. Um estudo publicado por pesquisadores da Michigan State University observou hábitos de 5.900 pessoas. Dentre elas, 2.170 possuíam cachorros e, não causa nenhuma surpresa, cerca de dois terços deles passeavam regularmente com seus animais por pelo menos dez minutos por vez. Dentre os donos de cachorros que passeavam regularmente com seus animais, 60% estavam cumprindo as recomendações do governo norte-americano para exercícios regulares, moderados ou vigorosos. Apenas cerca de metade desses proprietários de cães estavam se exercitando por, em média, trinta minutos diários, por pelo menos cinco dias na semana. Em comparação com donos de cães, quase um terço dos que não tinham cachorros se exercitavam na mesma proporção e regularmente.

Pesquisadores também descobriram que as pessoas que habitualmente passeavam com seus cães passavam mais tempo participando de outras atividades físicas moderadas e vigorosas do que aquelas que não caminhavam regularmente com os animais. Elas apresentaram mais propensão a apreciar outras formas de atividades físicas, como esportes. Em geral, elas se exercitavam por cerca de trinta minutos a mais por semana do que as pessoas que não tinham cães para passear.

Quando uma maçã *é ruim*

Talvez você tenha ouvido falar de pessoas descritas como maçãs ou peras. Ser caracterizado como uma maçã significa que você carrega tecido adiposo extra na região mediada de seu corpo. Enquanto isso é tipicamente classificado como sendo mais comum aos homens, ocorre, de fato, em ambos os gêneros. A protuberância extra na região do abdômen não apenas o expõe a um risco maior de doenças, como também pode criar vida própria. Essas células gordurosas do abdômen têm a habilidade de produzir seus próprios hormônios, o que pode exercer influência sob seu cérebro. Por exemplo, células gordurosas produzem leptina, o hormônio que controla a saciedade ou causa a sensação de estufamento durante e entre as refeições. Quando você está acima do peso e têm células gordurosas em excesso, seu corpo produz muita leptina e seu cérebro não ouve mais o sinal de que você está cheio, resultando no excesso de alimentação. Essa gordura abdominal também pode liberar citocinas, exatamente as mesmas substâncias químicas liberadas por seu corpo em resposta a uma infecção ou lesão. A quantidade excessiva de citocinas pode ter um impacto negativo em seu cérebro, pois estão ligadas a muitas condições cerebrais entre depressão, capacidade reduzida na memória de longo prazo e redução da plasticidade de seu cérebro.

Os efeitos mais positivos de se ter um cão foram demonstrados em um estudo com 41.500 proprietários de cachorros que residiam na Califórnia. Descobriu-se que apresentavam 60% mais tendência de caminhar por lazer do que aqueles que não tinham um cão para levar a um passeio. Ao final, os proprietários de cachorros somaram 19 minutos a mais de caminhada por semana. Nada mal! Ainda há mais pesquisas comprovando resultados positivos para os donos de cachorros. Além disso, você não está apenas fazendo exercício (bom para o coração!), estimulando seu cérebro e curtindo um ar fresco, mas também está queimando algumas calorias, ajudando a eliminar os quilos.

Gire aquelas rodas

Outra pesquisa fornece mais incentivos às evidências que relacionam os benefícios dos exercícios à saúde cerebral. Utilizando um camundongo, o professor Justin S. Rhodes, do Beckman Institute for Advanced Science and Technology, em Illinois, Estados Unidos, delineou quatro situações de vida que se relacionavam com estimulação mental e atividade física. Um grupo recebeu uma dieta saborosa com nozes e queijos, e seus compartimentos foram decorados de maneira agradável e com brinquedos. O grupo seguinte tinha um ambiente semelhante, mas também uma roda. O próximo grupo recebeu instalações amenas, complementado com uma dieta suave, enquanto o último grupo também recebeu o mesmo, com a diferença de ter sido acrescentada uma roda. Após observar os camundongos realizando diversos testes cognitivos, foi demonstrado que a estimulação, com brinquedos, não melhora a função cerebral. Você sabe o que melhorou? Você acertou se imaginou que foram os exercícios. Independentemente da aparência do compartimento e da disponibilidade de brinquedos, os camundongos apresentaram cérebros mais saudáveis quando praticavam exercícios. Rhodes afirmou em um artigo recente: "Apenas uma coisa importou, foi o fato de terem uma roda".

Em um estudo com duração de doze semanas conduzido na Universidade de Missouri, Estados Unidos, pesquisadores observaram 54 indivíduos, todos adultos idosos de uma casa de reabilitação. Resultados indicaram que cães, em vez de humanos, eram melhores companhias para a caminhada. Alguns participantes escolheram uma pessoa para ser seu acompanhante, mas outros decidiram tomar um ônibus diariamente até um abrigo de animais nas proximidades, onde recebiam um cão para levar consigo em uma caminhada. Embora a velocidade da caminhada tenha aumentado em ambos os grupos, o aumento foi de apenas 4% naqueles que caminhavam com pessoas. Naqueles que caminhavam com cachorros, a velocidade aumentou 28%. Dr. Johnson, o principal autor do estudo e coautor de *Walk a Hound, Lose a Pound* ["Passeie com um cão, perca uma libra", em tradução livre], descobriu que os que caminhavam com outra pessoa apresentavam a tendência de conversar e de reclamar mais um para o outro (em especial sobre o calor) e geralmente falam mais do que se exercitam. Por outro lado, pessoas que caminhavam com cachorros não tinham essas desculpas, o que tornava suas caminhadas mais bem-sucedidas.

Você já está convencido? Caso não esteja, considere também esta interessante descoberta. Os animais não são apenas companhias agradáveis, mas eles também fornecem benefícios adicionais que vão além de apenas fazê-lo exercitar-se mais. A dra. Karen Allen observou corretores da bolsa de valores de 48 anos de idade, todos diagnosticados com pressão arterial elevada (também conhecida como hipertensão). Para se ter uma ideia dos números relacionados à pressão arterial, os valores normais são inferiores a 120 para pressão sistólica e menos de 80 para a pressão diastólica. Quando falamos de pressão arterial elevada, o estágio 1 é classificado entre 140 e 159 para valores sistólicos, e 90 a 99 para diastólicos. O estágio 2 é apenas um pouco mais elevado, com valores de 160 ou mais para a pressão sistólica, e 100 ou mais para a diastólica. Portanto, sabendo o que é normal e o que é elevado, vejamos como se saiu o teste daqueles corretores da bolsa de valores. Descobriu-se que os participantes que tinham animais de estimação, durante situações de estresse, apresentavam aumento da pressão sanguínea sistólica em repouso para apenas 126. Observou-se que aqueles que não tinham animais de estimação tiveram um aumento maior, chegando a 148. Sem mencionar que o dr. Blair Justice, da Universidade do Texas, também descobriu resultados positivos de se ter um cão.

Observou-se que apenas dez minutos de brincadeiras com um cachorro estimula seu cérebro a liberar dopamina e serotonina, dois neurotransmissores do bem-estar que podem melhorar seu humor e até ajudá-lo a resistir a desejos por comida.

Mas lembre-se de que ser um proprietário de cachorro demanda muito trabalho e responsabilidade. Avalie cuidadosamente se você dispõe de tempo, dinheiro e espaço para cuidar de modo adequado de um cão antes de dar esse grande passo e se tornar o dono de um animal. Isso realmente exige pesquisa intensa e não deve ser uma decisão tomada de forma inconsequente.

Não é fã de exercícios?

Se você não é um grande fã de exercícios ou de qualquer tipo de atividade física, a solução perfeita é tapear sua mente! Ou seja, engane a si mesmo em um recém-descoberto amor por atividades físicas. Mesmo que você possa pensar em toneladas de motivos pelos quais detesta exercícios e nunca deseje fazê-los, e talvez até se lembre de tentativas fracassadas do passado, temos a solução para você: recompense seu cérebro!

TORNE-O PRAZEROSO

Você também pode reativar seu cérebro para encontrar o prazer na atividade física. Se você realmente levar a sério a vontade de perder peso e manter-se em forma, você precisa se comprometer com a atividade física durante toda a vida – então pare de sentir como se estivesse se punindo e comece a se divertir! Digamos que você tenha uma nova rotina de exercícios que deseja começar, e é algo que você tentou e falhou no passado. Para criar novos caminhos neurais para apoiar, e não atrapalhar, seu desejo pelo sucesso, você deve usar sua mente de modo consciente para ligar a nova atividade a algo que você considera gratificante. Talvez essa nova atividade seja socializar com seus colegas após jogar uma partida de futebol ou talvez sair e tomar um café com seu colega de academia após concluir o treino. Não importa qual recompensa escolha, certifique-se de que seja algo que você realmente considere divertido. Então apenas siga isso e faça todas as vezes que se exercitar.

É importante recompensar-se, seja durante ou logo depois de participar de qualquer atividade que escolher. Isso ajudará seu cérebro a relacionar a nova atividade a sentimentos positivos, o que, em contrapartida, reforçará o desenvolvimento de conexões ainda mais positivas em seu cérebro. Quando menos esperar, você achará que sua nova atividade é algo de que você realmente gosta de fazer, e, finalmente, não precisará dar aquela recompensa para garantir que a atividade pareça divertida.

DERRUBE MAUS HÁBITOS

Por outro lado, se estiver procurando treinar seu cérebro para se livrar de hábitos negativos, você deve ensiná-lo a considerar neutros esses hábitos. Pare de ligar pensamentos negativos a recompensas ou punições. Por exemplo, em vez de ficar triste pelo fato de não conseguir se exercitar um dia, não se prenda a emoções, pensamentos ou ações positivos ou negativos. Em vez disso, neutralize esse pensamento. Dessa forma, você garante que seus pensamentos negativos sobre seus hábitos cessem. Enquanto isso não fará que você considere subitamente esses hábitos como sendo positivos, o ajudará a reduzir a sensação de estresse ou ansiedade em relação a algo que você rotulou como negativo em sua vida. Deixe seu cérebro saber que seu hábito não é bom nem ruim. É apenas um hábito que você tem, e você pode seguir adiante.

Agora, se a neutralização não funcionar para você, na próxima vez em que pular seu treino, obrigue-se a fazer algo que não goste. Talvez esfregar os banheiros ou limpar seu guarda-roupa – não importa o que seja, precisa ser algo que você realmente deteste. Então você deve se obrigar a realizar aquela atividade toda vez que pular um treino. Com certeza você logo descobrirá que pular esses treinos simplesmente não valem a dor de se obrigar a fazer uma atividade torturante e, no devido tempo, você terá chutado aquele hábito ruim para escanteio.

Quando se trata de maus hábitos dos quais você quer se livrar, quanto mais poder sua mente tiver sobre suas emoções e pensamentos, mais seu cérebro trabalhará para eliminar as conexões neurais que o estão arrastando àquela mesma velha estrada.

O exercício o cansou?

Não precisa se preocupar se todo esse papo sobre exercício o deixou exausto. No próximo capítulo, você aprenderá como o sono pode amparar seu cérebro para ajudá-lo a emagrecer.

CAPÍTULO 11

DURMA PARA EMAGRECER

Princípio: Dormir é necessário para seu cérebro ser capaz de crescer e funcionar em níveis ideais.

É incrível o que a quantia correta de sono pode fazer por você. Você pode ter todas as peças funcionando para ajudá-lo a eliminar aqueles quilos – brincando e se exercitando regularmente –, mas sem a quantia exata de sono, há uma boa chance de você não ser capaz de alcançar seu peso desejado. Isso ocorre porque o sono serve tanto para rejuvenescer seu cérebro como para criar conexões novas e mais fortes. Perder os quilos indesejados pode ser auxiliado por um sono de qualidade.

Um carneirinho, dois carneirinhos

Saber como está sua situação em relação ao sono o ajudará a melhorar seus hábitos para ajudá-lo a perder o peso, ficar saudável e sentir-se realmente bem consigo mesmo. Então vamos começar observando a qualidade e a quantidade de descanso que você vem tendo todas as noites.

"Quanto estou descansando?"

1. A quantidade média de sono que tenho todas as noites é:

A. pelo menos sete horas e meia.

B. entre seis e sete horas.

C. entre quatro e seis horas.
D. eu tenho que dormir todas as noites?

2. Todas as noites quando vou dormir, eu:
A. vou direto para a cama, puxo as cobertas e caio rapidamente no sono.
B. leio durante um tempo na cama até que consiga cair no sono, o que geralmente ocorre dentro de uma hora.
C. adormeço no sofá enquanto assisto televisão.
D. fico deitado na cama acordado durante horas, tentando inutilmente cair no sono.

3. Tiro uma soneca de trinta minutos:
A. quase todos os dias.
B. três a quatro dias por semana.
C. à tarde, durante o final de semana.
D. sonecas? Por que deveria tirar uma?

4. Geralmente durmo:
A. às 21:30.
B. próximo da meia-noite.
C. às 2:00.
D. assim que meu despertador está prestes a tocar.

5. Para mim, uma boa noite de sono é:
A. essencial para minha saúde.
B. algo que sei que é bom para mim, mas não tenho com tanta frequência quanto deveria.
C. um mal necessário.
D. quase impossível.

6. Quando levanto depois de um sonho, eu:
A. anoto tudo que sonhei assim que acordo.

B. infelizmente quase sempre esqueço o que estava sonhando, mesmo que o sonho tenha sido realmente claro.
C. acordo agitado, gritando ou me chacoalhando, porque, na verdade, era um pesadelo.
D. sequer me lembro da última vez em que tive um sonho.

7. Quando se trata da minha cama:
A. tenho um colchão confortável e adequado, e travesseiros confortáveis. Além disso, troco minha roupa de cama regularmente.
B. tenho um colchão confortável, mas acho que preciso de travesseiros e/ou lençóis novos.
C. tenho uma área levemente funda em meu colchão e meus travesseiros não são mais confortáveis.
D. durmo em qualquer lugar em que encontre uma almofada, e às vezes uso um travesseiro e um cobertor.

8. Ao som do despertador tocando pela manhã, eu:
A. o desligo logo em seguida e estou pronto para o dia.
B. o desligo, mas fico deitado ali por alguns minutos até que me sinta um pouco mais alerta.
C. aperto o botão "soneca" e caio no sono... diversas vezes.
D. o ignoro, pois não dormi o suficiente na noite anterior.

Respostas

Se escolheu mais alternativas A, você tem uma boa compreensão do quanto o sono é importante, e é por isso que você se esforça para ter a quantia correta todas as noites. É óbvio que sempre há espaço para melhorias, e você ainda pode trabalhar para utilizar melhor o poder do sono.

Se escolheu mais alternativas B, você está exatamente no limite, tendo quase a quantia correta de sono, mas você não tem o suficiente. Uma revisão de seus hábitos relacionados o ajudará a maximizar seus padrões de sono, a fim de dar a seu cérebro a quantia exata de tempo de descanso necessária para ajudá-lo a funcionar de modo ideal durante o dia.

Se escolheu mais alternativas C, encaremos o fato de que você não está tendo a quantia suficiente de sono. Sem que você perceba, omitir a quantia correta de sono pode ter repercussões sérias em sua saúde e pode impedi-lo de manter um peso saudável.

Se escolheu mais alternativas D, não é de se surpreender que você tenha dificuldades com seu peso – você simplesmente não está dormindo o suficiente e os efeitos nocivos disso estão controlando outros aspectos de sua vida. Na verdade, você pode sofrer de distúrbios do sono.

Os três Rs do sono

Desde seu pés até sua cabeça, o sono permite que seu corpo se restaure, se renove e se reorganize. Durante uma boa noite de sono, suas células são capazes de se reparar, seus níveis de energia se recarregam e seu humor estabiliza. Em geral, o sono permite que seu corpo se recomponha, o que é benéfico para sua saúde. Para realmente alcançar o maior benefício por meio do sono, você precisa de sete horas e meia a nove horas de sono todas as noites. Esse é o tempo adequado para descansar seu corpo e permitir que ele se recupere de estresse e exposições prejudiciais do ambiente com as quais você entra em contato todos os dias. Sem mencionar que ter sono suficiente permite que os sistemas corporais se reagrupem, preparando-o para o dia seguinte e elevando seu nível de energia, de modo que você acorde se sentindo energizado e assim permaneça durante todo o dia. Por que precisamos dessa quantia de sono? Porque é o tempo que leva para seu corpo chegar à terra dos sonhos, onde seu cérebro entra em ação e tenha a chance de se recarregar.

Não ter a quantia de sono suficiente priva seu corpo desses benefícios, deixando-o com uma sensação de cansaço e tontura, concentrando-se menos em seu bem-estar. Ainda pior: a falta de sono tem um impacto negativo em sua saúde, o que, em conjunto com o excesso de peso, pode aumentar significativamente os riscos de:

1. Aumentar a pressão sanguínea e o colesterol.
2. Colocar seu corpo em alerta máximo, elevando sua pressão sanguínea e seus hormônios de estresse. A insônia crônica pode resultar em um estado de hiperexcitação do sistema de resposta de seu corpo em relação ao estresse. Isso pode agravar os problemas para controlar seu peso.
3. Aumento dos hormônios de estresse e da inflamação de seu corpo, os quais têm implicações negativas em sua saúde, como aumento do risco de obter alguma doença crônica (doenças cardíacas, câncer, diabetes).
4. Ter excesso de gordura corporal pode classificá-lo como acima do peso ou obeso. Isso ocorre porque dois dos hormônios envolvidos na regulação da fome – grelina e leptina – são interrompidos e incapazes de realizar seu trabalho adequadamente quando você não tem horas de sono suficientes.

Perceba que a quantidade suficiente de sono realmente tem um impacto em sua saúde, e não apenas em seu emagrecimento. Uma boa maneira de manter seu peso e reduzir o risco de desenvolver doenças crônicas é ter as horas de sono adequadas todas as noites. Tente, seu corpo o agradecerá!

Repousando por um peso saudável

Estudos comprovam de forma consistente que o sono é um componente vital para a administração de seu peso. Um estudo recente liderado pelos pesquisadores da empresa americana Kaiser Permanente demonstrou que o sono tem relação com a obesidade e com os problemas de peso. Embora as descobertas não confirmem que um sono ruim causa obesidade ou que um sono saudável resulta em perda de peso, a questão fundamental é a de que o sono insuficiente pode ter impacto sobre os níveis de estresse, influenciando sua habilidade de comer corretamente e se exercitar, mesmo que você esteja fazendo escolhas saudáveis durante o dia. Os indivíduos que participaram dos estudos receberam instruções para modificar hábitos, a fim de tornarem-se mais saudáveis, tais como a redução da ingestão de calorias em conjunto com um plano de exercício intensivo, de intensidade moderada. Após seis meses, esses participantes que tiveram entre seis e oito horas de sono todas as noites obtiveram mais êxito quando o assunto era perda de peso.

Perca o sono, mantenha o peso

Quando você não está dormindo o suficiente todas as noites, está se preparando para o fracasso quando se trata de perder peso, pois isso resulta em:

- Letargia e perda de motivação, em geral.
- Irritabilidade e oscilações de humor.
- Uma diminuição nas habilidades de resolução de problemas.
- Incapacidade de lidar bem com situações estressantes.
- Indecisão.

Levando-se todos esses fatores em consideração, não ter horas de sono suficientes o impede de ter ânimos positivos, de permanecer livre de estresse e de se sentir confiante em suas habilidades de tomada de decisão – tudo o que é necessário para ajudá-lo a ter um estilo de vida saudável. Por outro lado, quando você está bem descansado, você tem uma percepção melhor do que está acontecendo, sente-se bem em relação a si mesmo e suas habilidades de tomada de decisão. Além disso, pode conseguir fazer escolhas com a certeza de que elas são boas para sua saúde e para suas medidas.

Envie seu cérebro rumo ao sono

Tanto seu corpo como seu cérebro precisam de um sono tranquilo o suficiente todas as noites, pois não tê-lo pode causar grandes problemas a seu cérebro. Então, o que exatamente constitui a privação severa do sono? A privação severa do sono é o ato de não dormir por três ou quatro dias ou ter hábitos de sono irregulares por um período prolongado. Mas até a privação moderada do sono pode ser suficiente para deixar seu cérebro lento. Quando seu cérebro não tem o descanso de que necessita, impede seus neurônios de se ativarem adequadamente, arruinando importantes ritmos circadianos e até prejudicando a neurogênese. A privação do sono afeta sua habilidade de criar novas sinapses e pode limitar a plasticidade de seu cérebro.

E não é apenas seu corpo que precisa descansar todas as noites; seu cérebro também precisa dormir. Na verdade, o sono é considerado essencial para um cérebro saudável, pois permite que ele funcione em seu potencial máximo e auxilia a formação da mielina. A mielina é a camada que envolve os nervos e os separa, agindo como uma espécie de proteção, além de ter uma importante função: os neurônios precisam de mielina para carregar mensagens a longas distâncias, em um curto período. Ter horas de sono suficientes também irá melhorar a habilidade de seu cérebro de se concentrar para reter informações importantes.

Seu guia para o sono

Uma vez adormecido, há cinco estágios pelos quais você passará enquanto dorme a cada noventa ou 110 minutos, entre eles o sono profundamente restaurador e os estágios com movimentos rápidos dos olhos, que são essenciais. Os estágios são os seguintes:

Estágio 1: **Transição para o sono.** Dura apenas cinco minutos. Nesse estágio os movimentos dos olhos diminuem, assim como a atividade muscular. Além disso, ondas teta muito lentas são produzidas pelo cérebro.

Estágio 2: **Sono leve.** Este estágio dura de dez a 25 minutos. Nele há ondas cerebrais mais lentas intercaladas com oscilações inconstantes de ondas cerebrais aceleradas chamadas fusos dos sonos.

Estágio 3: **Sono profundo e restaurador (onda lenta).** Este estágio é o período de transição entre os sonos leve e profundo. As ondas delta começam a aparecer.

Estágio 4: **Sono delta.** Este é o sono profundo que dura cerca de trinta minutos e produz no cérebro ondas delta lentas. Esse estágio será encurtado à medida que a noite avança. É nesta fase que o fluxo sanguíneo sai do cérebro e flui pelos músculos.

Estágio 5: **Sono REM.** A primeira ocorrência do sono REM aparece entre setenta e noventa minutos após o adormecimento. É a fase do movimento rápido dos olhos, na qual o sono de fato acontece. O foco aqui é especialmente restaurar o cérebro. Os movimentos dos olhos se tornarão rápidos, a respiração torna-se curta, os membros ficam temporariamente paralisados, e os batimentos cardíacos e a pressão sanguínea aumentam. Nesse momento, também ocorre um aumento na produção de proteínas. À medida que a noite avança, a quantidade de tempo gasta no sono REM aumenta.

No início da noite, você passa mais tempo nos estágios 3 e 4 do sono, e menos tempo no sono REM. Então, à medida que a noite progride, você sai do sono restaurador profundo e começa a ter mais do sono REM. A apenas algumas horas antes de despertar, você passará a maior parte do tempo nos estágios 1, 2 e sono REM, passando apenas brevemente pelo estágio de sono profundo.

Tais estágios do sono desempenham importante função em como seu cérebro e seu corpo se recarregam depois de um dia. Sem passar corretamente por cada estágio do sono, você não obterá esses benefícios, e tanto seu cérebro como seu corpo poderão sofrer.

Durma para ter energia

A maioria das pesquisas sobre o sono concentrou-se nos estágios profundos e em como eles beneficiam o corpo. Apenas recentemente o foco parece ter mudado para os primeiros estágios. Acontece que esses estágios realmente merecem ser estudados, pois desempenham importante função. Em um estudo da Harvard Medical Research, Estados Unidos, que observou ratos durante os primeiros estágios do sono, os resultados comprovaram que os níveis de trifosfato de adenosina (ATP), a moeda corrente de energia das células do corpo, aumentaram drasticamente em quatro regiões principais do cérebro; áreas que são normalmente ativas durante um estado de alerta, em especial dentro do córtex frontal. Isso sugere que uma torrente de energia ocorre durante os primeiros estágios do sono, o que pode integrar o reabastecimento das funções cerebrais essenciais para o funcionamento normal no estado de alerta. Se esse for o caso, quando seu cérebro não estiver passando por esses primeiros estágios do sono, ele tem de passar o dia seguinte esforçando-se para encontrar energia. Portanto, certifique-se de ter as horas de sono necessárias, de modo que você esteja descansado e com energia no dia seguinte.

RECARREGUE SEU CORPO

No sono de ondas lentas, a fase restauradora, a ênfase está em recarregar seu corpo, o que é necessário para permitir que ele seja restaurado e preparado para o dia seguinte. Esse sono de ondas lentas também é o que ajusta o estágio do sono REM, necessário para recarregar seu cérebro.

RECARREGUE SEU CÉREBRO

Assim que entrar na fase REM, o foco muda de seu corpo para seu cérebro. Sua respiração se torna curta, a atividade muscular diminui e sua pressão cardíaca e sanguínea aumentam, tudo num esforço de permitir que seu cérebro seja o centro e tenha uma chance de recarregar-se. É importante ter o sono REM, pois ele é essencial para o aprendizado e a memória, os quais podem ajudá-lo a modificar seus hábitos para outros mais saudáveis. Pesquisadores da Rockfeller University, Estados Unidos, descobriram em ratos neurônios que se ativam durante momentos de alerta e que também pareceram se reativar durante o sono REM. Isso pode nos ajudar a lembrar melhor do que aprendemos anteriormente naquele dia.

O que seu cérebro faz durante o sono REM:

1. Consolida e processa a informação de tudo o que você aprendeu durante o dia.
2. Forma conexões neurais que irão fortalecer e firmar suas lembranças recém-formadas.
3. Reabastece os neurotransmissores, inclusive a serotonina e a dopamina, que ajudam todas as partes do cérebro a funcionar em potência máxima.

Além disso, sabe-se também que o sono aumenta a plasticidade do cérebro, o que o ajuda a continuar aprendendo à medida que envelhece.

Sonhe com sua magreza

Você pode não perceber, mas você geralmente passa mais do que duas horas do seu sono sonhando, todas as noites. Durante a fase REM, uma parte de seu cérebro conhecida como pontes, localizadas na base do seu cérebro, enviam sinais para o tálamo. De lá as mensagens são enviadas ao córtex, que é a camada externa do cérebro envolvida com o aprendizado e a organização da informação.

Cientistas acreditam que o córtex trabalha com a interpretação de sinais aleatórios enviados pelas pontes e pelo tálamo; em seguida, pedaços dessa informação formam uma história completa.

Atingir um estado de sono profundo promove o sonho, e são esses sonhos que auxiliam o cérebro no processamento de fatos que aconteceram durante o dia. São esses sonhos que permitem que seu cérebro forme conexões entre a informação sensorial, as emoções e as lembranças.

Durma para lembrar!
A memória declarativa é a memória de fatos – o que você comeu no almoço, onde deixou o celular e o que ouviu no rádio durante o caminho para o trabalho. O professor dr. Robert Stickgold, da Harvard Medical School Division of Sleep Medicine, concluiu um estudo acerda dos efeitos do sono sobre a memória declarativa. Em primeiro lugar, ele ensinou pares de palavras (duas palavras para serem lembradas juntas, como um par) a dois grupos de pessoas; em seguida, pediu a um grupo que tirasse um cochilo, enquanto o outro grupo permaneceria acordado. Após o grupo da soneca acordar, todos os participantes aprenderam outro grupo de pares de palavras, conhecido como "interferência", com o propósito de confundir a memória em relação aos pares de palavras originais. Logo depois disso, todos os participantes foram questionados sobre sua habilidade de relembrar os pares de palavras inicialmente recebidos. Aqueles que estavam no grupo que tirou um cochilo tiveram maior capacidade de se lembrar das palavras. Aproximadamente 76% foram capazes de recordá-las, enquanto apenas 32% do grupo que permaneceu acordado conseguiu se lembrar dos pares de palavras iniciais.

Durma o necessário para emagrecer

É importante estimular o sono de restauração profunda (onda lenta) e o sono REM, pois ambos desempenham um papel essencial para permitir que seu cérebro processe, retenha e integre de modo adequado o que acontece quando você está no estado de vigília. Permitir-se ter a quantidade de horas de sono corretas beneficiará seu cérebro, permitindo que você o mantenha flexível e funcionando em potencial máximo. Para ter realmente a quantidade de sono necessária para beneficiar seu cérebro (e seu corpo), você precisará ficar afastado de coisas que interferem em sua habilidade de adormecer e permanecer dormindo. A seguir, o que você deve fazer e o que deve evitar para melhorar a qualidade de seu sono:

RELAXE

O relaxamento é essencial para ajudá-lo a ter uma boa noite de sono. O exercício geralmente estimula o alerta cortical, o que não é o que você deseja quando está tentando ter uma noite de sono restaurador. A atividade física ajuda a diminuir o estresse, mas exercícios aeróbicos intensos colocam seu sistema nervoso em um estado de excitação moderada, o que não é ideal quando se diz respeito à hora de dormir. Evite exercitar-se duas horas antes de deitar. Se esse é o único momento de que você dispõe para uma atividade física intensa, considere fazer um lanche leve depois de se exercitar, a fim de ajudá-lo a manter os açúcares sanguíneos e evitar que tenha dificuldades para dormir por causa da fome.

ABSTENHA-SE

O álcool apresenta muitos efeitos sobre o corpo, e um deles é a redução do tempo gasto no sono REM. E aqui ocorre um efeito cumulativo, portanto, quanto mais você consumir, menos tempo passará no sono REM – e isso se traduz em sentir-se menos descansado ao acordar. Se você realmente decidir ingerir álcool antes de dormir, certifique-se de deixar que o corpo o processe por pelo menos uma hora antes de dormir. Além disso, não se esqueça de beber água, pois o álcool desidrata o corpo.

FAÇA UMA REFEIÇÃO LEVE

Geralmente, você precisa estar energizado durante as manhãs e as tardes, e não à noite, portanto, refeições maiores devem ser feitas nas primeiras horas do dia. Comer uma refeição pesada à noite significa que seu sistema digestório é colocado para trabalhar, o que pode interferir no sono – em especial nas fases mais profundas. Embora a ciência ainda não confirme que não comer após as 19 ou 20 horas ajuda no emagrecimento, você provavelmente achará mais fácil dormir se evitar refeições pesadas duas horas antes de ir para a cama. Também é desejável evitar alimentos gordurosos e apimentados, visto que ambos podem interferir em uma boa noite de sono.

Lanche da hora de dormir?

Quando se trata de perda de peso, fazer refeições menores e mais frequentes é a melhor opção; isso significa que tudo bem fazer um lanche antes de dormir. Cada pessoa dorme em um horário diverso, então não existe nenhum horário mágico para se fazer esse lanche, mas quando se diz respeito ao conforto e à qualidade de sono, procure fazê-lo de uma a duas horas antes de deitar. Quando escolher o lanche, opte por algo com baixa gordura, que contenha alguns carboidratos (procure escolher grãos integrais) e também algumas proteínas. Alimentos que contêm o aminoácido triptofano – como aves, espinafre, ovos e laticínios – podem levá-lo à terra dos sonhos.

SIGA UMA PROGRAMAÇÃO

Ter uma programação de sono é importante, mas não se esqueça de que isso também se aplica a finais de semana, e não somente a dias úteis. Isso mostra a seu cérebro e a seu corpo que existem certos momentos destinados ao sono e outros para permanecer acordado. Por outro lado, se você acredita que cronicamente não está dormindo o suficiente, pode ser, de fato, uma boa ideia usar os finais de semana para recuperá-lo. Dr. David Dinges, chefe da Divisão de Sono e Cronobiologia da Universidade da Pensilvânia, dirigiu um estudo que comprovou os benefícios de uma noite longa de sono (dez horas) em indivíduos outrora saudáveis. Os resultados ainda comprovaram que esse sono prolongado durante uma noite era suficiente para aumentar o desempenho a um nível quase semelhante ao das pessoas que dormiam por dez horas todas as noites, em dias úteis. É óbvio que isso pode ser benéfico para ajudá-lo a recuperar o sono perdido, mas lembre-se de que, quando se trata de perda de peso, é preferível trocar aqueles domingos preguiçosos na cama por algo que gaste mais energia.

CRIE UM AMBIENTE ACOLHEDOR AO SONO

Seu ambiente para dormir realmente faz diferença em sua habilidade de adormecer e continuar dormindo. Procure uma temperatura entre 20 e 22ºC e certifique-se de fechar as cortinas ou venezianas para barrar a luminosidade. Por último, garanta a eliminação de qualquer barulho ou outras distrações, como a televisão.

RELAXE

Crie uma atmosfera de relaxamento antes de ir para cama, realizando atividades que reduzam o estresse e que promovam o relaxamento, como meditação ou um alongamento vagaroso com respiração profunda. Evite coisas como iniciar um projeto complicado, ler livros intensos ou assistir filmes violentos ou programas de televisão. Em vez disso, escolha atividades que sejam tranquilas e que o ajudem a reduzir seus níveis de estresse antes de dormir.

CRIE UMA ROTINA PARA A HORA DE DORMIR

Exatamente como contar uma história todas as noites a uma criança para fazê-la dormir, você pode se beneficiar de uma rotina diária para esse momento. Enrolar-se na cama com um livro divertido pode ser exatamente o que você precisa; ou talvez escrever sobre sua rotina em um diário o ajudará a liberar qualquer estresse acumulado. Não importa qual rotina você escolher, certifique-se de que seja algo que o relaxará e, então, faça isso por dez minutos, todas as noites antes de ir para cama.

EVITE CAFEÍNA

Cafés, refrigerantes, energéticos e qualquer outro alimento ou bebida que contenha cafeína pode impedi-lo de dormir o necessário, sem mencionar o fato de que algumas delas também contêm calorias que sabotarão seus planos para perder peso. Também há algumas fontes ocultas de cafeína por aí, como chocolate, refrigerantes de cola e alguns analgésicos. Portanto, certifique-se de verificar o que você está comendo e bebendo antes de dormir, inclusive seus remédios.

EXPERIMENTE TOMAR LEITE MORNO

Acrescentar calorias extras nem sempre é a melhor ideia quando se está tentando perder peso, mas há alguns benefícios que o leite proporciona se você tiver problemas para dormir. Ele contém L-triptofano, um aminoácido e precursor da melatonina e da serotonina – elementos essenciais para promover o sono. Experimente cerca de 120 ml de leite desnatado, se você considerar essa quantia o suficiente para embalá-lo.

REDUZA O ESTRESSE

O truque para ter uma boa noite de sono pode ser tão simples quanto reduzir o estresse. Reserve alguns momentos para relaxar antes de deitar. A pesquisa Stress and Anxiety Disorders, de 2007, de responsabilidade da Anxiety Disorders Association of America, Estados Unidos, descobriu que, dos adultos que têm dificuldades para dormir em virtude de estresse induzido, três quartos deles relataram que essa privação de sono aumentou seus níveis de estresse durante o dia. Isso significa que mais estresse pode ocorrer posteriormente, o que não o ajudará a quebrar o ciclo e a dormir o quanto você necessita. Além disso, o estresse dificulta a tomada de decisões saudáveis durante o dia e pode aumentar a produção de hormônios que dificultam a perda de peso. Reduzir o estresse o ajudará a dormir melhor e permitirá que você acorde renovado e pronto para encarar o dia com uma atitude positiva e disposto a fazer as escolhas corretas para perder peso e manter-se saudável.

A meditação pode melhorar o bem-estar e ajudar a ter êxito na perda de peso

Um estudo de 2011, publicado no *International Journal of Obesity*, analisou a perda de peso e as relações entre obesidade, horas de sono e níveis de estresse. Os participantes que tinham o menor índice de estresse e dormiam de seis a oito horas por noite apresentavam maior tendência a perder peso do que os demais. As horas necessárias de sono e a redução do estresse podem ser elementos cruciais para a administração de seu peso, sem mencionar que podem ajudá-lo a permanecer em alerta e concentrado durante o dia, o que lhe permite tomar decisões mais sábias. Além disso, os pesquisadores indicaram que se você tiver dificuldades para dormir ou caso se encontre em estado de estresse com frequência, a meditação pode ser exatamente a técnica que poderá auxiliá-lo.

Bons sonhos, boa aparência

Lembre-se: dormir é tão bom para sua aparência quanto para seu cérebro, pois:

- Promove a saúde e o bem-estar.
- Permite que você tenha o tempo necessário para seu corpo e mente se recuperarem, restaurarem e regenerarem.
- Melhora seu humor, cria uma perspectiva positiva e aumenta seu nível de energia.

- Ajuda-o a lidar melhor com o estresse normal que surge no dia a dia.
- Auxilia seu cérebro a se desenvolver e assimilar novas habilidades.

Treine seu cérebro para ter o descanso necessário e você funcionará em níveis máximos para alcançar seus objetivos de perder peso. Então, agarre seu travesseiro, libere o estresse do dia e tenha bons sonhos!

CAPÍTULO 12

ALIMENTE-SE PARA EMAGRECER

Princípio: Seu cérebro depende de você abastecê-lo com os nutrientes necessários a seu funcionamento

Você provavelmente já sabe que o que você come é essencial para sua saúde, seu nível de energia e para o seu peso, mas a importância da nutrição vai além apenas do fortalecimento do seu corpo. A boa nutrição é essencial para fazer seu cérebro trabalhar a seu favor – e não contra você – quando se trata de obter o peso saudável desejado, e é importante que você o alimente bem. Apesar de seu cérebro compreender apenas 2% de seu peso corporal total, ele utiliza uma quantia desproporcional de seus recursos: 20% do suprimento sanguíneo de seu corpo, 20% de seu oxigênio e 65% de sua glicose. Isso significa que, de modo geral, muito de sua nutrição diária é despendido para manter o cérebro saudável. Neste capítulo você aprenderá sobre as mudanças importantes que você precisa fazer na sua dieta com relação aos alimentos e descobrirá alimentos que devem ser consumidos regularmente para fornecer uma boa nutrição tanto para seu cérebro como para seu corpo.

Nutra seu cérebro

Talvez você escute frequentemente a palavra "dieta" empregada negativmente, de uma forma que só ouvi-la já lhe dá aflição, porém o significado verdadeiro da palavra (e é muito mais positivo) é qualquer coisa que você come ou bebe a fim de nutrir-se. A dieta correta que fornece a seu cérebro os nutrientes necessários também garante que você faça a dieta certa para administrar seu peso... tomando por certo que você está dentro de suas necessidades calóricas. Antes de discutir especificamente as necessidades nutricionais, vamos conferir seus hábitos alimentares atuais e verificar se você está alimentando bem o seu cérebro.

"Alimente seu cérebro."

1. Você segue as recomendações das organizações de saúde para planejar uma refeição:

A. em todas as refeições que faço.

B. na maioria das refeições que faço.

C. apenas quando os alimentos que eu quero comer se encaixam nessas recomendações.

D. que recomendações?

2. No café da manhã, você consome:

A. cereais integrais, leite desnatado e um pedaço de fruta.

B. bacon e ovos.

C. rosquinha ou um doce.

D. não sou fã de café da manhã.

3. Você come em restaurantes fast-food:

A. de jeito nenhum! Nunca como fast-food.

B. quando sou convidado.

C. algumas vezes por semana.

D. pelo menos uma refeição por dia.

4. Quando se trata de gorduras na dieta:

A. eu consumo gorduras insaturadas, benéficas ao coração, inclusive ácidos graxos ômega-3.

B. fico com as gorduras "boas".

C. evito comer gorduras trans.
D. não ligo muito para o tipo de gordura, contanto que o alimento tenha sabor agradável.

5. Suas proteínas vêm principalmente de:
A. laticínios com baixo teor de gordura, pescados e legumes (vagens).
B. pescados e frango.
C. carne vermelha.
D. linguiça, bacon ou salsichas.

6. As verduras e legumes que você come com mais frequência são:
A. todos os que tem coloração verde-escura.
B. qualquer coisa que esteja à venda e caiba em meu orçamento.
C. tomates do meu sanduíche.
D. batatas fritas.

Respostas

Se escolheu mais alternativas A, você compreende que precisa fazer mais do que apenas alimentar seu corpo. Você também necessita alimentar seu cérebro para que ele funcione de forma ideal. Boa nutrição e alimentar-se corretamente são tarefas árduas, então há sempre espaço para melhorar sua dieta a fim de maximizar o poder de seu cérebro enquanto elimina os quilos extras.

Se escolheu mais alternativas B, você sabe que alguns alimentos são escolhas mais saudáveis do que outros, mas você ainda precisa se concentrar naquilo que não apenas o ajudará a manter seu peso, mas também abastecerá seu cérebro. Melhorar sua alimentação permitirá que seu cérebro funcione melhor, ajudando-o a permanecer concentrado em fazer escolhas melhores e levando-o a uma vida saudável.

Se escolheu mais alternativas C, sua incerteza quanto à nutrição não apenas está influenciando seu peso, mas também o funcionamento de seu cérebro. Saber o que comer para aprimorar a saúde cerebral significa conhecer o que – e quanto – comer para chegar a um peso saudável.

Se escolheu mais alternativas D, sua falta de conhecimento quanto a uma alimentação saudável está mantendo seu peso como está ou fazendo-o subir, e seu cérebro está sofrendo as consequências, o que dificulta ainda mais a mudança de seus hábitos e a eliminação daqueles quilos. Ajustar seus hábitos alimentares não apenas impactará de imediato em seu peso, mas também melhorará o funcionamento de seu cérebro, que o ajudará a manter o peso saudável que você deseja.

Comer os alimentos corretos para abastecer seu cérebro também fornece a seu corpo, de modo geral, a nutrição de que ele necessita; portanto, desde que coma a quantidade correta de calorias, você será capaz de perder quilos e manter seu peso. Os alimentos que fornecem a seu cérebro as vitaminas essenciais e os minerais necessários também abastecem seu corpo com os mesmos nutrientes. Isso ajudará a manter uma boa nutrição, ao mesmo tempo em que evita que você coma alimentos que irão desacelerar seu corpo e fazê-lo ganhar quilos.

Os princípios da alimentação saudável

Quanto mais você souber sobre nutrição, melhor – você não precisa ser um especialista para compreender os princípios básicos e saber o suficiente para mantê-lo magro e saudável. Alguns alimentos são melhores que outros, e isso depende da quantidade de nutrientes desejáveis que eles fornecem a cada porção. Alguns alimentos são ricos em muitos nutrientes por uma quantidade pequena de calorias, tais como:

- Frutas e legumes de cores variadas, repletos de antioxidantes e fibras.
- Grãos integrais, alimentos que contêm fibras, como arroz integral, pão integral, massas integrais, aveia, cevada, quinoa, entre outros.
- Proteínas magras, como peixe, frango, cortes magros de carnes vermelhas, legumes, ovos, laticínios com baixo teor de gordura e soja.
- Ácidos graxos ômega-3, encontrados em peixes, óleo de semente de linhaça, óleo de canola, soja em grãos, sementes de abóbora e nozes.
- Alimentos ricos em nutrientes, ou seja, aqueles repletos de muitas vitaminas e minerais em cada porção.

Primeiros sinais de seu cérebro

Quando você não está se alimentando bem e ingerindo os nutrientes corretos, sinais de má nutrição podem ser o primeiro alerta de que algo não está bem. Uma mudança no estado mental poderia ser um indicador de que você está com uma deficiência em um nutriente ou que sua dieta não está muito balanceada. Na verdade, esse primeiro sinal vem de seu cérebro, pois os lobos frontais são sensíveis à queda dos níveis de glicose. A glicose é a principal fonte de energia que abastece o cérebro, portanto, quando você não obtém o suficiente dela, seu cérebro liga o sinal de emergência. Sintomas da queda nos níveis de glicose incluem oscilações de humor, irritabilidade e, em geral, mau humor. Outras regiões do cérebro afetadas são aquelas que regulam as funções vitais, como a respiração e o ritmo cardíaco. Não é raro que pessoas que estão tentando perder peso reduzam a alimentação e deem um intervalo muito grande entre as refeições – talvez até cortando a ingestão de carboidratos a um nível arriscado. Então, se alguém mencionar que seu humor ou personalidade parecem um pouco estranhos, talvez um pouco irritável, considere fazer um lanchinho com grãos integrais saudáveis para elevar seus níveis de glicose.

Outros alimentos (aqueles que você deveria comer com menos frequência) fornecem pouquíssimos nutrientes e contêm um grande número de calorias. Evite alimentos como:

- Gorduras saturadas, encontradas em cortes gordos de carne vermelha, queijo, laticínios com alto teor de gorduras e frituras.
- Gorduras trans, que são formadas quando os óleos são modificados para se tornarem sólidos. Podem ser encontradas em margarinas, em produtos de panificação (especialmente quando não são caseiros) e em fast-food.
- Grãos refinados, como arroz branco, pães brancos e pães "integrais" que não são 100% integrais.
- Alimentos pobres em nutrientes – aqueles com alto teor calórico por porção, mas que não fornecem muitos nutrientes desejáveis e, em geral, contêm gorduras saturadas e açúcares adicionados.
- Alimentos processados, pré-embalados, que contêm gorduras saturadas e açúcares adicionados.
- Alimentos com alto teor de sódio.
- Bebidas com adição de açúcar – em especial, refrigerantes e alguns sucos –, pois são carregados de calorias, mas não de vitaminas e minerais (e você não obterá o mesmo benefício das fibras do suco natural).

Mesmo que as pessoas precisem de uma quantidade diferente de calorias todos os dias, as recomendações básicas para nutrição o guiarão para fazer escolhas melhores dentro de suas necessidades calóricas.

De acordo com os dados reunidos pelo Departamento de Agricultura dos Estados Unidos (USDA), os norte-americanos se excedem quando se trata de gorduras saturadas e açúcares adicionados, consumindo, em média, 35% de suas calorias totais com a ingestão dessas fontes. A recomendação é manter a ingestão de gorduras saturadas e açúcares adicionados para apenas de 5 a 15% das calorias totais diariamente, para a maioria das pessoas.

O que colocar em seu prato

Você se lembra da pirâmide utilizada para representar os grupos de alimentos e os padrões de alimentação saudável? Bem, nos Estados Unidos, essa pirâmide clássica foi substituída pelo MyPlate. Trata-se de uma representação visual das recomendações do USDA para a nutrição geral que serve como uma ferramenta para guiar os norte-americanos a fazer suas escolhas alimentares, apontando a eles a direção dos alimentos saudáveis. Os componentes principais do MyPlate – e de qualquer dieta saudável – incluem variedade, equilíbrio e moderação. A quantidade diária de alimentos necessária de cada grupo realmente depende de características individuais, como idade, sexo e nível de atividade física. A seguir, apresentamos as recomendações gerais para adultos. Para informações mais detalhadas, visite o site www.myplate.gov.

Enquanto a apresentação de uma dieta mudou de uma pirâmide para um prato, os grupos alimentares, em si, permaneceram iguais e incluem:

Grãos: escolha grãos integrais e produtos à base deles. Procure preencher cerca de 25 a 30% de seu prato com grãos, o que, para os adultos, representa aproximadamente de 170 a 225 gramas diariamente. Opte por grãos integrais e adote-os como metade de sua ingestão diária de grãos. Lembre-se: "grãos integrais"! Busque as palavras "grãos integrais" ou "100% grãos integrais" no rótulo; você também pode usar o Selo de Grãos Integrais para verificar se selecionou um produto verdadeiramente produzido com eles. Um bônus ao se alimentar de grãos integrais é que eles são repletos de fibras, o que o ajuda a mantê-lo com a sensação de saciedade entre refeições.

Vegetais: Procure preencher cerca de 30% de seu prato com vegetais. Certifique-se de escolher uma variedade de verduras, inclusive as de colorações verde, vermelha e laranja. Não se esqueça de que os vegetais congelados fornecem bons nutrientes, exatamente como os frescos.

Frutas frescas: Procure preencher cerca de 20% de seu prato com frutas e, em geral, sempre preencha metade dele com frutas e verduras. Para ajudar a administrar seu peso, adote as frutas inteiras e evite sucos, em especial aqueles com açúcar adicionado.

Laticínios: Não se enquadram no prato, mas não significa que não façam parte de uma dieta saudável. Você pode colocar um copo de leite próximo a seu prato. Procure adotar laticínios com baixo teor de gordura. O leite integral não é recomendado após certa idade, devido à gordura que ele contém, o que também influencia no teor calórico. O objetivo é consumir três xícaras de leite por dia, mas pode ser de fontes como iogurte e outros laticínios com baixo teor de gordura também. O foco com o grupo dos laticínios é o cálcio, mas não se preocupe se você tiver intolerância à lactose ou alergia a alguma proteína do leite, ou se optar não bebê-lo por ser vegano, há outras maneiras de conseguir sua dose diária de cálcio sem ser por meio dos laticínios.

Alimentos ricos em proteínas: Isso inclui carne, frango, peixe, grãos secos, ovos, nozes e substitutos da carne. Procure preencher cerca de 20% de seu prato com alimentos ricos em proteínas, focando naqueles que são magros e com baixo teor de gordura. Evite carnes processadas que tenham sódio adicionado. A maioria dos adultos precisa de 140 a 170 gramas de proteína magra diariamente, mas isso pode variar de pessoa para pessoa. As diretrizes do Recommended Dietary Allowance (RDA) para proteínas é 0,8 gramas por quilograma de peso corporal. As necessidades diárias totais incluirão gramas de proteínas provenientes de alimentos ricos neste componente e de proteínas provenientes de outros grupos de alimentos, como frango e vegetais.

Doces e gorduras não são o foco do MyPlate, e são alimentos que devem ser limitados todos os dias. Uma coisa que deve ser lembrada é que há gorduras saudáveis ao coração, como as encontradas no azeite de oliva, no abacate e nas nozes – e elas são um complemento saudável à dieta. Apenas observe suas porções, pois as calorias presentes em gorduras são rapidamente adicionadas, portanto, não consuma muitas porções. As gorduras que devem ser evitadas são aquelas presentes em bolos, biscoitos e outros doces, e aquelas encontradas em frituras e alimentos de fast-food.

O QUE É UMA PORÇÃO?

Essa é uma questão que confunde muitas pessoas. Não é raro superestimar a quantidade de alimentos quando se tenta combiná-la com o que realmente equivale a uma porção. Com o aumento das porções em restaurantes, está ficando cada vez mais difícil dizer o quanto devemos comer de uma só vez. Vamos observar os tamanhos de algumas porções de cada grupo de alimento.

- Uma porção de grãos: 1 fatia de pão; 28 gramas de cereal pronto; 1/2 xícara de cereal integral cozido, arroz ou massa.
- Uma porção de vegetais: 1 xícara de vegetais em folhas crus; 1/2 xícara de outros vegetais, cozidos e cortados grosseiramente; 3/4 de xícara de suco de vegetal.
- Uma porção de fruta; 1 pedaço médio de fruta (por exemplo: maçã, banana ou laranja); 1/2 xícara de fruta em calda, picada e cozida (procure as conservadas em seu próprio suco); 3/4 xícara de suco de fruta.

- Uma porção de laticínios (equivalente a 1 xícara): 1 xícara de iogurte; 42 gramas de queijo duro; 56 gramas de queijo processado; 1/3 xícara de queijo cheddar; 1/2 xícara de ricota.
- Uma porção de alimentos riscos em proteína (equivalente a 28 gramas): 28 gramas de carne magra, frango ou peixe cozidos; 1/2 xícara de feijões cozidos; 1 colher (sopa) de manteiga de amendoim ou similar; 28 gramas de nozes; 56 gramas de tofu; 1 ovo.

Essa é uma boa maneira de conhecer os tamanhos dessas porções, pois o que você pode encontrar no rótulo do produto como sendo uma porção é apenas o que o fabricante determina. Normalmente, isso é mais do que é realmente considerado uma porção do grupo de alimento e pode resultar em superalimentação.

E QUANTO ÀS CALORIAS?

Ao mesmo tempo em que é importante ingerir o tipo correto de calorias para fornecer a seu cérebro o que ele precisa, é tão importante para a administração de seu peso garantir que essas calorias não estejam ultrapassando o que seu corpo necessita todos os dias. Uma caloria é uma unidade de medida relacionada à quantidade de calor liberada dos alimentos. Todos têm necessidades calóricas diárias diferentes, e elas podem mudar dependendo dos níveis de atividade.

As recomendações gerais do USDA, que podem ser consideradas um guia ou ponto de partida antes de realizar ajustes necessários à manutenção de seu peso, são determinadas com base em alguém que não é fisicamente ativo: a recomendação para mulheres entre 19 e 30 anos de idade é 2 mil calorias diárias; para homens da mesma faixa etária, 2.400 calorias; para mulheres entre 31 e 50 anos, 1.800 calorias; para homens de 31 a 50 anos, 2.200 calorias.

Mais uma vez, a necessidade calórica de cada pessoa dependerá de aspectos como altura, peso, idade e nível de atividade. Uma vez que o objetivo é treinar seu cérebro para emagrecer, é importante lembrar que ele não pode fazer *todo* o trabalho, e as calorias realmente são importantes quando se trata de manter o peso. Você deve conhecer limite diário e permitir que seu cérebro o ajude a fazer as escolhas corretas para preencher essas calorias todos os dias. Um dos cálculos comumente usados, que leva a obesidade em consideração, é a equação de Mifflin-St. Jeor. Para calcular suas próprias necessidades, você precisará descobrir sua altura em centímetros e seu peso em quilogramas:

Homens: TMB = (13,7 x peso) + (5x altura) – (6,8 x idade) – 66
Mulheres: TMB = (9,6 x peso) + (1,8 x altura) – (4,7 x idade) + 655

Quando obtiver o TMB(Taxa de Metabolismo Basal), deve multiplicá-lo por um fator de atividade:

1.200 = sedentário (pouco ou nenhum exercício)
1.375 = levemente ativo (exercício leve/esportes de um a três dias por semana)
1.550 = moderadamente ativo (exercício moderado/esportes de três a cinco dias por semana)
1.725 = muito ativo (exercício pesado/esportes de seis a sete dias por semana)
1.900 = extra ativo (exercício muito pesado/esportes e trabalho físico)

Multiplicado o TMB por um desses fatores, você obtém um número que representa a quantidade estimada de calorias de que você necessita diariamente. É óbvio que isso é apenas um prognóstico, mas é o melhor lugar para se começar. Além disso, tenha em mente que isso é apenas um número, portanto, você deve descobrir que em alguns dias você pode estar acima dele e que em outros, pode estar um pouco abaixo. Isso é o esperado. Lembre-se de que seu corpo dá a última palavra quando se trata da ingestão da quantidade correta de calorias. Se você observar que está ganhando peso, significa que seu número estimado de calorias está elevado e você deve reduzi-lo, já que está se esforçando para perder peso. Se notar que esse número está mantendo seu peso, você também deve reduzir seus objetivos calóricos, pois seu plano é emagrecer. É um pouco mais complexo determinar quanto reduzir desse número todos os dias, mas, em média, quinhentas calorias resultarão em cerca de quinhentos gramas de peso eliminado por semana. Portanto, sem modificar seus planos de exercícios, esse pode ser o melhor número com o qual iniciar.

Combate ao açúcar

Você sabe que o açúcar não faz bem à sua saúde, mas você sabia que ele não é bom para seu cérebro também? No Salk Institute, na Califórnia, Estados Unidos, pesquisadores observaram que o açúcar danificava as células de todo o corpo, em especial as cerebrais. Além disso, pesquisadores da Universidade de Wisconsin descobriram que o cérebro pode ter uma reação semelhante a muitos tipos de açúcares refinados adicionados, exatamente da mesma forma se você tivesse um vírus ou bactéria, resultando em uma resposta imune, o que pode levar a déficits cognitivos semelhantes aos observados em portadores de mal de Alzheimer. Ademais, o consumo excessivo de açúcares refinados adicionados pode:

- Bloquear membranas celulares, resultando em comunicação neural mais lenta.
- Aumentar a inflamação de seu cérebro.
- Elevar os níveis de cortisol (hormônio do estresse), resultando em diminuição da capacidade da memória.
- Causar prejuízos à comunicação sináptica.

- Fazer com que os neurônios sejam erroneamente ativados e enviem mensagens imprecisas, gastando tempo e energia de seu cérebro ao tentar compreendê-las.
- Aumentar as ondas cerebrais delta, alfa e teta, que são as mais lentas. Isso pode dificultar o processamento claro de informações que chegam a seu cérebro.

Com o passar do tempo, todas essas coisas podem danificar seus neurônios.

DESISTA DO REFRIGERANTE

Não é nenhuma surpresa que o refrigerante faz mal à sua saúde. As calorias vazias são rapidamente acrescentadas e sem muita dificuldade restringem seu apetite. Mas, além do motivo geral relacionado ao peso para se abrir mão do refrigerante, há também as razões relacionadas ao cérebro. A glicose, a versão do açúcar da qual seu corpo extrai energia é o principal suprimento de energia utilizado por ele. No entanto, ter glicose demais ou de menos pode influenciar negativamente sua função cerebral. Apenas o refrigerante pode fornecer a mesma quantidade de glicose que dez colheres de sopa de açúcar. É muito açúcar entrando em sua corrente sanguínea de uma só vez considerando-se que a quantia normal presente em sua corrente é de cerca de quatro colheres de sopa. Para compensar o aumento súbito de açúcar, seu pâncreas libera muita insulina, no esforço de levar sua glicemia ao nível normal. Parte do açúcar adentra suas células, inclusive os neurônios, e o restante será armazenado como energia a ser utilizada posteriormente (inclusive armazenada na forma de gordura). Cerca de uma hora depois, sua glicemia, ainda sentindo os efeitos de toda aquela insulina liberada, pode cair e resultar em hipoglicemia. As oscilações constantes não são apenas prejudiciais à sua saúde, mas também podem resultar em memória enfraquecida e padrões de pensamento nebulosos.

Controle o sal

Há algumas evidências de que consumir sal em excesso pode provocar um ataque cardíaco, mas há, sem dúvida, mais fatores que atuam no aumento desse risco, inclusive outros modificáveis como obesidade e nível de atividade física. Visto que a pressão sanguínea elevada é um fator de risco, observar sua ingestão de sódio não apenas beneficiará sua saúde de modo geral, mas também pode reduzir seus riscos – o que, finalmente, beneficiará seu cérebro.

As recomendações do USDA são de 2.400 mg de sódio por dia. Recentemente isso foi reduzido para 1.500 mg, em alguns grupos de pessoas, como aquelas acima de 51 anos de idade, afro-americanos (os quais apresentaram um aumento no risco de desenvolver hipertensão) e aqueles que já apresentam a doença, deficiência renal crônica ou diabetes. É óbvio que reduzir o sódio pode ser benéfico para todos, em especial se você está tentando perder peso, pois o sódio desempenha uma importante função no equilíbrio dos fluidos corporais. Sódio em excesso pode fazer com que o corpo retenha líquidos, o que, por sua vez, provoca uma sensação de inchaço e excesso de peso acumulado na região abdominal. A fim de se livrar do excesso do sódio em sua dieta, evite o consumo excessivo de refeições pré-embaladas/preparadas, carnes defumadas, queijos e muitos produtos enlatados, como picles, sopas, molho de soja e mostarda. Há outros alimentos semelhantes, portanto sempre verifique as informações nutricionais do rótulo dos alimentos e cheque a quantidade de sódio que um alimento contém por porção. Para reduzir o sódio e ainda apreciar sopas e vegetais enlatados, procure produtos com baixo teor de sódio ou sais adicionados. Você ainda deve verificar o rótulo para se certificar do conteúdo de sódio, mas há uma boa chance de que ele seja inferior ao do produto "normal". Você também pode reduzir sua ingestão de sódio não acrescentando sal à comida já servida e utilizando ervas e temperos para dar sabor aos alimentos quando os preparar em casa.

Por que o B é bom?

As vitaminas do complexo B (1, 2, 3, 6 e 12) são necessárias à sua dieta, e todas elas desempenham uma função na saúde cerebral. É muito importante certificar-se de que você tem todas as vitaminas B, e não se concentrar apenas em uma ou outra. Todas trabalham em conjunto para intensificar sua função cerebral. Como bônus, elas também desempenham um importante papel no metabolismo de carboidratos, gorduras e proteínas, além de auxiliarem seu corpo a usar melhor a energia que você obteve com os alimentos ingeridos. Isso significa que você será mais capaz de metabolizar os carboidratos e fornecer a seu cérebro o combustível necessário. Além disso, as vitaminas B ajudam a melhorar o humor e produzem neurotransmissores. As pessoas com deficiência nesse nutriente tendem a apresentar maior risco de desenvolver depressão e ansiedade, além de outras condições relacionadas ao cérebro, como perda de memória e ondas cerebrais anormais.

Comece seu dia corretamente

Há um motivo pelo qual as pessoas afirmam que o café da manhã é a refeição mais importante do dia e, embora todas as refeições sejam importantes e contribuam para a boa saúde, o café da manhã realmente o faz começar o dia de modo correto. Quando você se levanta, seu corpo está em estado de jejum e comer ajuda a aumentar seus estoques de glicose, enviando o combustível necessário para seu cérebro e preparando-o para o pensamento claro no decorrer do dia. Isso não apenas o beneficia, mas também ajuda a manter seu peso, visto que o café da manhã está ligado à perda de peso. Das pessoas que perderam e mantiveram o peso, segundo o National Weight Control Registry, 78% relataram tomar café da manhã diariamente. Esse é um hábito que o ajudará a alcançar seu peso *magro*.

Precisa de algumas ideias para o café da manhã? Experimente estas sugestões:

- Cereais fortificados (e não excessivamente adocicados) com frutas fatiadas e leite desnatado.

- Duas colheres (sopa) de manteiga de amendoim ou creme de avelã em um pão integral.
- Queijo cottage e abacaxi.
- Mingau de aveia com frutas secas e nozes.
- Uma omelete recheada com vegetais e uma fatia de pão integral tostado.
- Um ovo cozido, um pedaço de fruta e uma fatia de pão integral.
- Iogurte desnatado ou do tipo grego com fruta.

Não importa quais alimentos saudáveis você escolha para o café da manhã, você está dando um passo na direção correta ao acrescentar essa refeição em seu estilo de vida saudável.

Pegue os caras malvados

Radicais livres são átomos estáveis com um elétron faltando e podem vagar por seu corpo provocando danos ligados ao desenvolvimento de câncer e doenças cardíacas.

Felizmente, os antioxidantes são substâncias que impedem que os radicais livres provoquem danos, estabilizando-os. Isso significa que eles devem compor uma parte desejável de sua ingestão dietética, pois os radicais livres podem se estabelecer mais rapidamente no cérebro do que em qualquer outra região do corpo. Para se beneficiar de poderosos antioxidantes como a vitamina C ou o licopeno, preencha metade de seu prato com frutas e vegetais. Procure os de cor verde-escura e tente os de cores variadas (vermelho, amarelo e laranja). Até os roxos e azuis produzem antioxidantes.

Gordura é bom

A gordura desempenha uma importante função no transporte, absorção e armazenamento de vitaminas lipossolúveis (A, D, E e K). Cerca de 60% de seu cérebro é composto de gorduras, e elas fazem parte de *todas* as membranas celulares. No entanto, nem todas as gorduras são criadas de modo igual, e o tipo que você ingere faz a diferença. Uma dieta repleta de gorduras saturadas (as gorduras ruins) não apenas promoverá o desenvolvimento de doenças cardíacas, como também seu cérebro será capaz de formar membranas celulares de qualidade inferior, o que influencia na habilidade de seus neurônios funcionarem adequadamente. Por outro lado, uma dieta que contém gorduras insaturadas (as gorduras boas) ajudará a manter seu coração saudável e permitir que suas células nervosas produzam membranas celulares de alta qualidade, o que, finalmente, ajuda seus neurônios a funcionar em níveis ideais. Gramas de gordura acumulam simplesmente duas vezes mais a quantidade de calorias encontradas em um grama de carboidrato ou proteína, e estas podem ser adicionadas rapidamente. Infelizmente, é possível excedê-la, mesmo quando você estiver comendo algo saudável, então observe quanta gordura você está ingerindo e certifique-se de que apenas cerca de 30% de suas calorias totais diárias sejam provenientes dela. Boas fontes de gordura incluem óleos (como o de oliva e o de canola), abacate, nozes e peixes gordurosos (como o salmão e a cavala).

Dê uma chance ao linho

Para aumentar sua habilidade de concentração, dê uma chance ao linho. Quando falamos de linho, estamos nos referindo a óleos ou semente de linhaça (as sementes integrais podem não fornecer o mesmo benefício). Tente acrescentar produtos de panificação para aumentar sua ingestão de linho, ou algum cereal quente ou iogurte. Linho é uma fonte excelente de ácido alfalinolênico, que é um dos aminoácidos ômega-3. Ele ajuda a melhorar o funcionamento do córtex cerebral – a região do cérebro envolvida com o processamento de informações sensoriais.

Desafio mental vindo por aí?

Se você tiver um desafio mental, lembre-se de que as vitaminas B, como o ácido fólico, a B12 e a B6 são importantes para auxiliar que as mensagens sejam transmitidas de um local a outro, entre seu cérebro e seu corpo. Quando você está fazendo refeições e lanches com alimentos que contêm vitaminas B, se possível, escolha alimentos em vez de suplementos, pois seu benefício é maior (e possivelmente sua absorção é melhor) quando você obtêm esses nutrientes de alimentos – especialmente porque eles também contêm outros nutrientes que o beneficiarão. Experimente uma porção pequena de frutos do mar e verduras de folhas verde-escuras para ajudá-lo a se manter concentrado. Ou talvez uma tigela de cereais integrais, leite desnatado e um ovo cozido sejam mais compatíveis para manter seu estado mental em excelente forma. Alguns bons incentivadores de potência cerebral são as bananas, as nozes e as sementes.

ÔMEGA-3, POR FAVOR

Como mencionamos anteriormente, há algumas gorduras que são boas para você, e os aminoácidos ômega-3 entram nessa categoria. Exatamente como as demais gorduras, eles têm grande concentração de calorias, mas fornecem benefícios para sua saúde – o que significa que comer alimentos com ômega-3 nas quantidades corretas trarão resultados positivos para sua saúde cerebral. Atualmente, uma pesquisa está sendo realizada para verificar se esses ácidos graxos essenciais são importantes na redução do risco de demência e mal de Alzheimer. Aqui estão alguns alimentos que contêm aminoácidos ômega-3 que podem ser incluídos em sua dieta:

- Alguns peixes gordos e de água fria (salmão, arenque, sardinha, cavala, truta arco-íris, atum e peixe branco).
- Óleo de canola.
- Óleo de semente de linhaça.
- Sementes de linhaça moídas.
- Nozes.

Os aminoácidos ômega-3 são ótimos para a função mental, inclusive para clarear os pensamentos, a concentração e a habilidade de se concentrar, tornando-os uma boa escolha não apenas para adultos, mas também para crianças. Portanto, acrescentá-los à sua dieta ajudará a aumentar a presença de ômega-3 na dieta das crianças também.

EVITE AS GORDURAS RUINS

Enquanto as gorduras boas têm efeitos positivos sobre seu cérebro e o ajudarão a mantê-lo saudável, há outro grupo de gorduras que faz exatamente o contrário. Infelizmente, a dieta comum do norte-americano é mais rica nessas gorduras ruins e não saudáveis do que naquelas consideradas gorduras boas. Essas gorduras ruins incluem as saturadas, ligadas a doenças cardíacas e são comumente encontradas em alimentos repletos de calorias e pobres em vitaminas e minerais. As gorduras não saudáveis também incluem gorduras trans, que resultam de um processo conhecido como hidrogenação. Esta técnica transforma os óleos em um produto sólido, aumentando seu prazo de validade, mas durante o processo a estrutura dessas gorduras se modifica, o que pode provocar no corpo um aumento do risco de doenças cardíacas. Você pode encontrar esses tipos de gorduras não saudáveis listadas no quadro de informações nutricionais de produtos industrializados. Essas gorduras são sólidas – os óleos saudáveis são líquidos. As recomendações para gorduras saturadas são para manter o consumo para menos de 10% de sua ingestão calórica diária. As gorduras saturadas e trans podem ser encontradas em:

- Muitos alimentos pré-prontos e extremamente processados, inclusive produtos de panificação comerciais, biscoitos, batatas chips e doces.
- Fast-food.

- Cortes gordos de carne vermelha, aves de carne e pele claras.
- Laticínios com alto teor de gordura, inclusive manteiga, leite integral, sorvete e queijo (a maior parte das margarinas também, embora não sejam laticínios).
- Alguns molhos para salada.
- Óleos de coco e de palma.

Ao contrário de gorduras saudáveis, os ácidos graxos trans (você pode vê-los no rótulo de alimentos, nas informações nutricionais) tornam-se rígidos, como resultado da estrutura química, e podem interromper a comunicação sináptica ou elétrica dos neurônios. Pelo fato de esses alimentos geralmente conterem muitas calorias (não apenas as provenientes de gorduras, elas também possuem açúcar adicionado), mas pouquíssimos benefícios nutricionais, as gorduras trans frustram seus esforços quanto à perda de peso. Elas também podem:

- Modificar a produção de neurotransmissores, como a dopamina.
- Elevar os níveis de LDL (colesterol ruim), reduzindo ao mesmo tempo os níveis de HDL (colesterol bom).
- Aumentar a formação de placas nos vasos sanguíneos, com aumentos semelhantes na formação de coágulos, colocando tanto seu coração como seu cérebro em risco e levando a sérias consequências a longo prazo para sua saúde.
- Interferir na produção de energia na mitocôndria (as fábricas de energia) dos neurônios.
- Elevar os níveis de triglicérides em seu sangue, o que pode reduzir a quantidade de oxigênio que chega a seu cérebro.

Manter sua dieta livre (ou pelo menos no nível mais baixo possível) de gorduras trans o beneficia de muitas maneiras. Você acabará por eliminar muitos alimentos de sua dieta que fornecem poucos benefícios nutricionais e, ao mesmo tempo, se manterá livre dos efeitos negativos que as gorduras trans têm sobre seu cérebro e corpo.

Alerta da cafeína

Pode parecer uma boa ideia consumir grandes quantidades de cafeína diariamente, a fim de deixá-lo acordado e alerta. Na verdade, você pode até ter ouvido falar que isso pode ajudá-lo a perder peso. Porém, não há "cura milagrosa" aí, e cafeína em excesso pode prejudicar seu estômago, provocar dores de cabeça, promover ansiedade e evitar que você tenha uma boa noite de sono. Nós geralmente pensamos em café imediatamente quando se trata de fontes de cafeína, mas é importante mencionar que a cafeína também é encontrada em folhas de chá e sementes de cacau, além de produtos à base desses ingredientes. Outras fontes ocultas que você pode não ter percebido incluem mais de mil drogas, e até o café descafeinado contém uma quantidade muito pequena dessa substância. Quando se trata de seu cérebro, a cafeína pode melhorar seu nível de alerta, mas uma pesquisa comprovou que isso não o ajudará caso precise usar o pensamento abstrato. E, em relação à perda de peso, a cafeína ativa um pouco o metabolismo e elimina um pouco do peso em líquido, mas não há nenhuma evidência científica segura que demonstre que isso seja forte o suficiente para ter um impacto sobre seu peso a longo prazo e certamente não alivia os riscos associados ao consumo excessivo de cafeína.

Tolerância à cafeína

Se sua dieta contém bebidas saudáveis o suficiente, como água, em primeiro lugar, e talvez leite desnatado, há espaço para você apreciar um pouco o café sem se sentir culpado. A dose farmacológica da cafeína é de duzentos miligramas, e a recomendação de ingestão diária sugere que não se exceda a quantidade de uma a três xícaras por dia (139 a 417 miligramas). Não tem certeza de quanta cafeína é encontrada em alguns alimentos e bebidas? Aqui vai uma lista para ajudar:

- 177 ml de café fervido = 100 miligramas
- 177 ml de chá de folhas inteiras fervido = 10 a 50 miligramas
- 354 ml de refrigerante de cola = 50 miligramas
- 28 gramas de cacau (uma barra de chocolate ao leite, por exemplo) = 6 miligramas
- 1 xícara de chocolate em gotas meio amargo = 92 miligramas

Veja que, exatamente como muitas coisas em nossas vidas, a moderação desempenha um papel fundamental. A cafeína pode se enquadrar facilmente em uma vida saudável e saber o quanto é encontrado nos alimentos e bebidas consumidas por você diariamente o ajudará a ter certeza de que não está consumindo em demasia.

Ainda não dispense o café

Uma das principais características de proteção de nosso cérebro é a barreira hematoencefálica, um revestimento fino que mantem o cérebro separado do restante do corpo. Esse revestimento pode se tornar fraco e deteriorado com o estresse e doenças. Pesquisadores recentemente descobriram alguma evidência de que a cafeína, como a encontrada em produtos à base de café, poderia desempenhar uma importante função na proteção dessa barreira e possivelmente reparar o dano. Então talvez uma xícara de café possa não ser tão mal – apenas não leve isso ao extremo, usando-o como um passe livre para ingerir cafeína em excesso diariamente.

Alimentos para perdedores de peso

Pode não ser o mais científico dos termos, mas há alguns alimentos que realmente merecem ser chamados de *superalimentos*, pois fornecem a seu corpo os nutrientes necessários sem que ofereçam muitas calorias ou coisas de que você não precisa (como gorduras que entopem artérias). No final, todos os alimentos que você come influenciam em sua saúde cerebral e em seu peso, mas uma dieta saudável, repleta de uma variedade de superalimentos, garantirá que você esteja se alimentando de modo correto sem comprometer seu peso, evitando doenças e permitindo que seu cérebro funcione de modo ideal. Lembre-se: ter um cérebro saudável que permite que você pense claramente preparará o caminho para que você seja capaz de fazer escolhas saudáveis para seu estilo de vida.

MIRTILO É BOM PARA VOCÊ

Frutas como mirtilo estão no topo da lista quando se trata de fornecer proteção a seu cérebro. Esses belos frutos de coloração azulada são cheios de componentes antioxidantes e anti-inflamatórios – descobertos em alguns estudos –, que possuem o potencial de reverter a perda de memória de curto prazo e reduzir o processo de envelhecimento. Pesquisas sobre os flavonoides, componentes encontrados em mirtilos, têm sido positivas até o momento, ao demonstrar benefícios como atraso na degeneração mental; pois acredita-se que os flavonoides interagem com as proteínas encontradas em parte da estrutura cerebral, influenciando positivamente o funcionamento do cérebro.

Muitos alimentos também fornecem antioxidantes, porém mirtilos estão um passo à frente de alguns concorrentes, com 38% mais antioxidantes do que o vinho tinto, por exemplo. Essas frutas também estão no topo quando comparadas a outros frutos e vegetais, além de terem ótimo sabor, o que, por si só, deve ser suficiente para atraí-lo a acrescentar um pouco delas à sua dieta. A época de mirtilos se estende do final da primavera até o final do verão, mas, mesmo quando não for sua época, é possível apreciá-las pelo fato de serem vendidas congeladas. Experimente-as em seu mingau, em uma salada de frutas ou no iogurte do tipo grego.

No entanto, não são apenas mirtilos que contêm flavonoides, portanto, não dispense outras frutas. Flavonoides são antioxidantes também encontrados em alimentos como soja, chá-verde e cerejas. Os alimentos que são mais ricos quando se trata de flavonoides são aqueles com coloração vermelha e roxa. Algumas outras bagas que não devem ser esquecidas são o goji, oxicoco, a amora e a framboesa, todas repletas de antioxidantes e boas para seu cérebro. A variedade é essencial para apreciar sua dieta saudável, então não se esqueça de alterar sua quantidade de frutas de tempos em tempos.

NADA COM CHEIRO ESTRANHO POR AQUI

O peixe geralmente é considerado um superalimento, e por um bom motivo. Muitos peixes são repletos de ácidos graxos ômega-3. Quando em conjunto com outros nutrientes, como proteínas, vitaminas e minerais, eles dão um tempo extra para seu cérebro e seu corpo. No Hordaland Health Study, na Noruega, em uma amostragem de mais de dois mil noruegueses idosos, com idades entre 70 e 74 anos, descobriu-se que os indivíduos que ingeriam qualquer tipo de peixe tinham maior probabilidade de pontuar melhor em testes cognitivos do que aqueles que não comiam peixe – e isso mesmo sem considerar o nível educacional.

A American Heart Association recomenda a ingestão de porções de dez gramas de peixe todas as semanas, em especial peixes gordos. Obviamente, existe uma preocupação quando se trata de peixes e frutos do mar – alguns apresentam alto nível de mercúrio, uma toxina que pode prejudicar o cérebro. Quando se diz respeito à ingestão de peixe, a melhor estratégia é comer o suficiente para obter o benefício dos aspectos positivos deste alimento, mas não muito, para que não tenha problemas com as muitas toxinas ambientais que podem ser encontradas nele. Cuidado com a ingestão de espécies que possuem maior nível de mercúrio, como tubarão, cavala-rei, peixe-espada e os da família *Malacanthidae*. Os que apresentam menores concentrações de mercúrio e maiores de ômega-3 são o atum albarora, a sardinha, o salmão, a cavala, a truta de água doce e o arenque.

Para controlar seu peso, certifique-se de manter esses peixes saudáveis como parte de sua dieta. A preparação desses alimentos faz a diferença, então procure grelhar, torrar, escaldar ou assar, em vez de fritar o peixe. Procure temperos e molhos com baixo teor de sódio. Para uma refeição saudável, aprecie seu peixe com vegetais e grãos integrais.

Escolha o selvagem

Não há dúvidas de que o salmão é uma escolha superior quando se trata de seu cérebro. No entanto, nem todos os salmões são criados de forma semelhante. Sua melhor aposta, quando se diz respeito a obter ômegas-3 com menos toxinas ambientais, é o salmão selvagem. Na maioria das vezes, o salmão do Atlântico será criado em cativeiro, então procure os do Pacífico e verifique se são selvagens. Contudo, lembre-se que isso pode ter um preço salgado, por isso este não precisa ser o único peixe de sua dieta. A variedade também funciona quando se trata de peixe e ômegas-3. Querendo economizar? Experimente as variedades enlatadas de salmão selvagem.

RAINHA QUINOA

Este alimento tem origem inca e é semelhante a um grão. Integrante da agricultura da região dos Andes, na América do Sul, ganhou popularidade por um bom motivo. Pouquíssimos alimentos vegetais contêm todos os aminoácidos essenciais, os quais são encontrados comumente em *todas* as fontes de proteína animal. A quinoa contém muitas fibras, manganês, cobre, ácido fólico, magnésio e outros nutrientes, além de ter baixo teor de gordura, tornando-a o complemento ideal para qualquer refeição. O destaque realmente é a qualidade da proteína que ela fornece, a qual excede a da maioria das demais plantas (a soja é outra nessa categoria), e há muito a ser dito sobre isso. Um desses aminoácidos essenciais (que devem ser oriundos da dieta, uma vez que o corpo não consegue produzi-los) é a lisina, essencial para o crescimento de tecidos e reparação, além de um bom nutriente para melhorar a saúde de seu cérebro.

Quando se trata da manutenção do peso, tenha em mente o tamanho da porção. Uma xícara cheia de quinoa cozida fornece cerca de 220 calorias, quatro gramas de gordura, 39 gramas de carboidrato, cinco gramas de fibra e oito gramas de proteína. É um ótimo acompanhamento para o peixe (ou qualquer carne magra), além de muito bem servida no café da manhã como cobertura para bagas. A quinoa pode ser encontrada atualmente em muitos supermercados, então, caso tenha dificuldades de encontrá-la, não tenha vergonha, peça ajuda a alguém.

PENSE VERDE

Há muitos alimentos verdes benéficos por aí, mas o superalimento que geralmente é muito procurado é o abacate, pois ele apresenta uma gordura saudável para o coração que também faz bem para o cérebro. O potássio presente no abacate ajuda a reduzir a pressão arterial e, quando em conjunto com a tendência desse alimento de aumentar o fluxo sanguíneo, os abacates são um benefício para seu cérebro. Pelo fato de ser uma gordura, ele o ajuda a absorver melhor as vitaminas lipossolúveis, como a vitamina A e todos os componentes relacionados que agem como antioxidantes. O abacate também apresenta propriedades antioxidantes, mas, assim como muitos alimentos, o tamanho da porção é importante. Pelo fato de ser um alimento que contém gorduras, as calorias podem ser acrescentadas rapidamente, portanto, observe o quanto você está ingerindo; você ainda pode obter os benefícios sem exagerar. Em um quinto de um abacate médio, que pesa cerca de 28 gramas, há aproximadamente cinquenta calorias, 4,5 gramas de gordura (das quais 3,5 gramas são insaturadas e benéficas ao coração), e dois gramas de fibra. Em dúvida sobre o que fazer com um abacate além de guacamole? Experimente-o como cobertura em um sanduíche ou salada.

Não esqueça as sementes

Sementes, assim como as nozes, são boas para seu cérebro; e exatamente igual a nozes, também são ricas em gorduras boas, mas isso não significa que você deva exagerar no tamanho da porção. Acrescente três sementes em sua dieta de ativação cerebral e redução de peso, tais como:

- **Sementes de girassol:** Elas contêm triptofano, que o corpo pode converter em serotonina para melhorar seu humor. Contêm também magnésio, o qual ajuda a reduzir a pressão sanguínea, podendo diminuir o risco de ataques cardíacos. Não tem interesse em consumi-las cruas? Você agora pode encontrar manteiga de sementes de girassol em muitos supermercados.
- **Sementes de abóbora:** Assim como as sementes de girassol, contêm triptofano, que realmente podem ajudar a mantê-lo de bom humor e evitar o desejo por carboidratos. Elas também contêm fitoesteróis – componentes que podem ajudar a reduzir níveis de colesterol. Qualquer efeito positivo em seu coração eventualmente resultará na saúde de seu cérebro, tornando essas sementes um bônus em sua dieta.
- **Sementes de chia (salvia hispânica):** Você possivelmente não ouviu falar dessas sementes ainda, mas ela estão ganhando popularidade por um bom motivo. Elas são ótimas fontes de ácidos graxos ômega-3. No entanto, neste momento, não há evidências de pesquisas sobre a semente de chia e emagrecimento para comprovar que elas têm um efeito sobre o apetite ou a perda de peso, ou até sobre doenças cardíacas. É óbvio que, se houver um benefício para seu cérebro, deve ser suficiente para mantê-lo concentrado e fazendo escolhas saudáveis todos os dias, e *isso* é o que o ajudará a perder peso.

É NOZ!

Exatamente como o abacate, as nozes são ricas em gorduras boas e oferecem o benefício extra de proteger seu cérebro. As nozes também fornecem minerais, fibras e proteínas. Além disso, como bônus, as nozes fornecem os recursos de que seu cérebro necessita para produzir serotonina, o que melhora os ânimos. O magnésio também fornece um benefício ao cérebro, pois esse nutriente ajuda a isolar fibras nervosas e isso as ajuda a se ativarem mais rapidamente e de modo mais eficaz. No topo da lista para manter seu coração saudável e seu sangue fluindo estão nozes, pecãs e avelãs.

Todas as nozes são ricas em calorias por porção, porém são repletas de gorduras boas. Sendo assim, limite sua ingestão a 28 gramas (cerca de 24 avelãs) diárias, a fim de manter seus objetivos de perda de peso nos eixos. Não se esqueça de dar preferência a nozes sem sal. Uma porção de 28 gramas de avelãs contém cerca de 160 calorias, catorze gramas de gordura, três gramas de fibra e seis gramas de proteína. Não há necessidade de se restringir a um tipo de noz. Tente uma variedade: pistaches, avelãs, pecãs, castanhas-de-caju e castanhas-do-pará.

Sementes são ótimos complementos à sua dieta. Não tem certeza se gosta de sementes mais exóticas? Experimente-as. Você pode ser positivamente surpreendido!

DE MODO INTEGRAL

Grãos integrais são um ótimo complemento a uma dieta saudável e fornecem fibras, o que ajuda na redução do colesterol e na manutenção do peso. Porém, certifique-se de ler o rótulo; se ele não diz "grão integral", você não terá os mesmos benefícios. Além disso, um alimento pode apresentar grãos integrais, porém misturados com grãos refinados; então, procure pela indicação "100% grãos integrais" no rótulo e verifique para ter certeza de que o ingrediente principal são grãos integrais. Aveia e trigo são ótimos grãos integrais pelos quais começar, além de serem fáceis de encontrar. Outros grãos integrais que podemos incluir são cevada, milho, painço, arroz, trigo sarraceno, triguilho, farro, espelta e centeio. Procure consumir metade de sua ingestão diária de grãos em forma de alimentos à base de grãos integrais. Isso é aproximadamente de três a cinco porções diárias (como um objetivo geral). Uma porção é 1/2 xícara de arroz integral, 1/2 xícara de aveia cozida, uma fatia de pão 100% integral, 28 gramas de macarrão integral cru ou uma xícara de cereal 100% integral. Ou, considere desta forma: dezesseis gramas de um grão integral equivalem a uma porção. Procure pelo selo "grãos integrais" presente em alimentos, para facilitar a visualização do quanto você está ingerindo. Para mais informações sobre grãos integrais, acesse: www.wholegrainscouncil.org.

SOJA DELICIOSA

São muitos os benefícios de ter a soja como parte de sua dieta. Ela tem baixas calorias e é uma ótima fonte de proteína. A soja foi relacionada à redução dos níveis de colesterol sanguíneo, assim como à diminuição dos coágulos, resultando em saúde cardiovascular melhor – o que, por sua vez, significa melhor saúde cerebral. A soja também aumenta a elasticidade das paredes arteriais, permitindo um bom fluxo sanguíneo. O maior benefício da ingestão da soja é que é uma fonte de proteína completa, com baixo teor de gordura, benéfica à saúde quando usada para substituir gorduras saturadas de fontes animais de proteína. Fontes de soja incluem tofu, edamame (grãos de soja não maduros), leite de soja, grãos de soja maduros, tempeh (bolo de soja fermentada) e laticínios à base de soja. Você também encontra soja em molhos e no missô (pasta de soja fermentada), mas observe o teor de sódio. O óleo de soja é outra fonte, mas, como todos os óleos, em exagero pode ter um efeito negativo em seu peso, portanto, preste atenção ao quanto você está usando.

Alguém disse chocolate?

Nós dissemos! O chocolate faz bem tanto para seu corpo como para seu cérebro, mas apenas com moderação. Henriette van Praag e seus colegas no Salk Institute descobriram que um componente do cacau, conhecido como epicatequina, em combinação com atividade física, promove mudanças funcionais em uma região do cérebro importante no aprendizado e na memória. Há espaço em uma dieta saudável para um pouco de chocolate, e inseri-lo aqui e ali o ajudará a evitar a sensação de se sentir privado ou como se tivesse que se esconder de seu desejo por chocolate. Um tablete de 28 gramas, até três vezes por semana, é suficiente para obter os benefícios para seu cérebro, além de fazer bem para seu vício em doces. O benefício é o cacau por si só, então fique com o chocolate amargo ou até meio amargo. O chocolate ao leite não é a melhor escolha, pois possui ingredientes adicionados e gorduras saturadas que reduzem os benefícios que o chocolate pode oferecer, tais como:

- Triptofano, o precursor exigido para produzir o neurotransmissor serotonina, que melhora seu humor e o alegra. Não há dúvidas de que imploramos por ele quando estamos desanimados!
- Flavonoides que agem como antioxidantes e ajudam a proteger suas células.
- Um aminoácido que ajuda a dilatar seus vasos sanguíneos, além de atuar como um anti-inflamatório natural.
- Fitoquímicos, que ajudam a evitar danos arteriais.

Além disso, o chocolate contém teobromina, cafeína e outras substâncias que podem melhorar sua concentração e ajudá-lo a encontrar o foco necessário para embarcar seus hábitos no trem da saúde e guiar seu corpo rumo a sua melhor forma.

Alimente seu cérebro, alimente-se e emagreça

O primeiro lugar por onde começar para se obter um cérebro e um corpo saudáveis é a dieta. Uma dieta pobre não apenas resultará em obesidade e má nutrição, mas também evitará que você pense de modo claro e tome decisões sábias; e poderia até influenciar como seu cérebro funciona quando você está trabalhando. Quando se trata de chegar ao peso desejado, você precisa prestar atenção ao que e ao quanto está comendo.

O equilíbrio correto dos nutrientes o ajudará a administrar seu peso e também a mantê-lo em sua melhor forma. Os alimentos aqui mencionados são apenas alguns que funcionam para potencializar seu cérebro, mas não podem fazer o serviço sozinhos. Cabe a você fazer as escolhas corretas, incorporar esses alimentos ativadores do cérebro e completar o restante de sua dieta com escolhas ricas em nutrientes que o ajudam a se sentir satisfeito e ciente de que está alimentando seu corpo da maneira correta. Estar com um humor melhor o manterá mais motivado para continuar comendo os alimentos certos, e uma mente limpa o ajudará quando você se deparar com decisões difíceis em relação a alimentos.

Alimentos em primeiro lugar

Com centenas de suplementos no mercado, pode ser tentador encontrar qual droga é indicada para o que o aflige. O único problema é que simplesmente não se pode ter certeza do que você está comprando e a falta de fiscalização da indústria de suplementos (não é o mesmo que ocorre com os alimentos) dificulta ainda mais essa certeza. Além disso, tomando uma pílula você pode não obter o mesmo benefício do que se ingerisse os nutrientes a partir de alimentos verdadeiros. Os suplementos são exatamente isso – um suplemento. Eles não são um substituto para uma dieta saudável ou refeições nutritivas em pacotes. Se você sentir que precisa de um suplemento, pergunte primeiro a seu médico, considere visitar um nutricionista e verifique com seu farmacêutico (para certificar-se de que o suplemento não interagirá negativamente com quaisquer remédios que esteja tomando). E sempre faça uma pesquisa!

EPÍLOGO

Parabéns! Ao concluir este livro você deu o primeiro passo para a manutenção de seu peso. Lembre-se de que treinar seu cérebro para emagrecer é uma mudança radical em seu estilo de vida e a perda de peso não pode – e não irá – ocorrer da noite para o dia. Apenas tenha em mente que usar as ferramentas apresentadas aqui fará com que você inicie o caminho certo para a busca de seu peso magro e para a manutenção dele.

Compreenda que seu cérebro e seus componentes o ajudam a estar no controle do que você deseja. Saber como exercitar sua mente de forma correta significa que você pode assumir o controle de suas decisões. Meditação, ensaio mental e aquelas técnicas semelhantes que você acabou de aprender serão apoios convenientes em sua busca pelo emagrecimento, mas apenas se você garantir sua prática frequente. Além disso, a quantidade de horas de sono correta, em equilíbrio com diversão, atividade física e uma dieta nutritiva o ajudarão a obter o peso e o corpo desejados; mais importante, quando prosseguir com essas mudanças como parte de seu cotidiano, você será capaz de manter seu peso.

Seu cérebro desempenha uma função essencial em tudo o que você faz, e é difícil de imaginar um plano para perda de peso que não o inclua. Agora você está preparado para tomar a decisão correta e implementar essas técnicas. Você está prestes a comprometer-se com uma vida inteira de escolhas saudáveis que funcionarão em conjunto para manter seu corpo em um peso saudável para você. O que você está esperando? É o momento de começar e treinar seu cérebro para emagrecer!

APÊNDICE:

Coisas específicas que você pode fazer para ter uma mente magra e um corpo magro

Este livro lhe apresentou técnicas específicas para maximizar o potencial de seu cérebro. Sabemos que muitas das informações são complexas, pois há muita ciência relacionada a seu cérebro e a como ele funciona. Como resultado, sabemos que muita informação deste livro exigiu um pouco de trabalho extra para ser processada – o que também é, obviamente, bom para seu cérebro.

Compreenda como seu cérebro funciona e o modo como você pode tirar proveito de sua força para ajudá-lo a obter o que deseja da vida; porém, o mais importante é que isso o auxiliará a conquistar o peso que você quer. Então vamos juntar as coisas em uma lista do que você pode fazer especificamente, utilizando as técnicas aprendidas no decorrer do livro, que treinarão seu cérebro para o emagrecimento. Após a leitura, você possivelmente agora tem uma ideia melhor do que pode acrescentar à sua própria lista e o que seria ainda mais específico para sua situação particular.

- Tenha compreensão sobre si mesmo e de seus valores centrais, de modo que obtenha um direcionamento de onde você quer chegar.
- Defina o que ser magro realmente significa para você e decida se é um objetivo de peso realista.

- Familiarize-se com as informações mais atualizadas no campo da neurociência e, então, implemente as técnicas que aumentarão seu poder cerebral.
- Identifique as habilidades e as deficiências de seu cérebro e trabalhe para torná-lo uma máquina de pensamento finamente ajustada.
- Reconheça quais atividades realizadas por você motivam seu cérebro, assim como quais têm um efeito negativo sobre ele.
- Evite situações que poderiam ser consideras prejudiciais, nas quais você sente como se as pessoas ao seu redor estivessem reduzindo sua habilidade de ser bem-sucedido.
- Cerque-se de pessoas otimistas e que apoiem seus planos para perder peso.
- Estabeleça intenções e objetivos claros, visando solicitar o apoio de seu cérebro ao tornar seus sonhos realidade.
- Aumente a habilidade de seu cérebro em concentrar-se atentamente em tarefas importantes colocadas em prática com o objeto de alinhar seus comportamentos a uma vida saudável.
- Invista o tempo e a energia necessários para ocupar seu cérebro plenamente e torná-lo seu parceiro na perda de peso.
- Melhore sua memória de êxitos passados, o que permitirá que seu cérebro o ajude a recriá-los em situações futuras que sejam semelhantes, em vez de pular para reações baseadas no medo, cujo foco são experiências negativas e fracassos do passado.
- Utilize a visualização para criar uma imagem mental que pareça real o suficiente para que seu cérebro a compreenda como verdadeira; dessa forma, fazendo-o seguir o caminho neural para recriar o acontecimento com sucesso.

- Fortaleça sua memória e habilidade de integrar informações e habilidades recém-aprendidas.
- Afie seus poderes intuitivos.
- Desvie-se de sua rotina para fazer coisas que chacoalhem seus padrões de pensamento tradicionais.
- Encontre novas formas de estimular as partes de seu cérebro que frequentemente se encontram adormecidas.
- Não tenha pensamentos em branco e preto.
- Observe cada experiência de um ângulo diferente.
- Coloque seu cérebro em cheque, desafiando-o. Isso o ajudará a criar novos caminhos neurais.
- Nunca pare de pensar. Mantenha seu cérebro em alerta e preparado para adquirir novas habilidades.
- Sempre busque informações de confiança e aprenda como integrar isso a seu estilo de vida.
- Selecione atividades que promovam resultados positivos e aumentem os níveis de serotonina.
- Utilize o reforço positivo, recompensando-se de maneiras saudáveis.
- Acalme uma amídala hiperativa, colocando um fim aos medos irracionais e melhorando suas habilidades de tomada de decisão.
- Reduza seu nível de estresse para evitar que seu cérebro seja inundado por cortisol.
- Tire proveito do poder da meditação para ensinar seu cérebro a liquidar distrações e permitir que você se concentre nas tarefas necessárias.
- Treine seu cérebro para eliminar todos os pensamentos negativos e permita-se reagir mais prontamente a todas as coisas de uma forma positiva.

- Crie um momento dedicado à brincadeira.
- Durma adequadamente todas as noites, de modo que se sinta renovado pela manhã.
- Nutra seu corpo como alimentos ricos em nutrientes, tendo como foco suas necessidades calóricas, de modo que possa abastecer seu cérebro adequadamente.
- Permita que seus vasos sanguíneos permaneçam flexíveis e limpos, de modo que seu cérebro tenha um fluxo sanguíneo adequado para funcionar de forma apropriada.
- Dê a seu cérebro espaço para respirar, certificando-se de que ele se renove e esteja preparado para trabalhar a seu favor quando você precisar.

SOBRE AS AUTORAS

Melinda Boyd, MPH, MHR, RD, é dietista, com mais de sete anos de experiência no campo. Sua principal área é administração de peso e auxílio de pessoas no desenvolvimento de um estilo de vida saudável. Seu trabalho de graduação foi concluído na Universidade de Nevada, em Las Vegas, e na Universidade de Oklahoma, ambas nos Estados Unidos. Atualmente trabalha em seu doutorado. Melinda vive no Japão com seu marido e dois animais de estimação.

Michele Noonan, PhD, é especialista em neurociência relacionada à perda de peso. Ela elabora suplementos para saúde e emagrecimento que são campeões em venda e, como editora-chefe do site www.doctormichele.com, compartilha "Dicas cientificamente comprovadas para uma vida melhor". Dra. Michele estrelou o aclamado *reality show Big Brother 11* como integrante do grupo de "Cabeças" e forneceu sua expertise em neurociência para outros programas de televisão e de rádio. Ela mora em Los Angeles, Califórnia, Estados Unidos.